Cancer du sein
Questions et réponses au quotidien

CHEZ LE MÊME ÉDITEUR

GUIDE PRATIQUE D'HÉMATOLOGIE, par F. GARBAN, C. BARRO. *Collection Médiguides. 2003*, 216 pages.

CANCERS : PRÉVENTION ET DÉPISTAGE, par N. TUBIANA-MATHIEU. *Collection Consulter/Prescrire.* 2002, 224 pages.

CHIMIOTHÉRAPIE ANTICANCÉREUSE, par J. CHAUVERGNE, B. HOERNI. *Collection Abrégés de Médecine.* 2001, 4e édition, 112 pages.

CANCÉROLOGIE ET HÉMATOLOGIE, B. HOERNI. *Collection Pour le Praticien.* 2001, 328 pages.

GUIDE PRATIQUE DE CANCÉROLOGIE, par L. ZELEK, D. KAYAT. *Collection Médiguides.* 2000, 2e édition, 320 pages.

CANCEROLOGIE CLINIQUE, par N. DALY-SCHVEITZER. *Collection Abrégés de Médecine.* 1998, 488 pages.

TRAITEMENTS MÉDICAUX DES CANCERS, par A. THYSS, X. PIVOT. *Collection Abrégés de Médecine.* 1998, 168 pages.

ONCOLOGIE RADIOTHÉRAPIQUE, par P. MICHEL-LANGLET, Y. RAOUL, D. MARTIN. *Collection Abrégés de Médecine.* 1996, 320 pages.

ABRÉGÉS

Cancer du sein

Questions et réponses au quotidien

Jacques SAGLIER
Chirurgien

Arlette POMMEYROL
Oncologue médicale

Thierry BOUILLET
Oncologue radiothérapeute

Anne-Sophie HENNEBICQUE
Radiologue

Préface de Jean-Luc BREAU

2e édition

MASSON

Dessins réalisés par Vadim Rolland
Photographies de Jacques Saglier

ISBN : 2-294-01279-8

MASSON S.A.S. - 21, rue Camille-Desmoulins, 92789 Issy-les-Moulineaux Cedex 09

PRÉFACE

Le cancer du sein est, de loin, le premier cancer féminin. Le nombre de nouveaux cas est estimé en France à 35 000 par an. Il est, chez les femmes, la première cause de mortalité par cancer dans les pays développés, sauf aux États Unis et en Grande Bretagne où le cancer bronchique a le triste privilège de le précéder depuis quelques années.

Depuis 1990, malgré une incidence en augmentation le taux de mortalité demeure stable. Ceci est du à la fois à un diagnostic plus précoce dans l'histoire naturelle de ce cancer et aux progrès des traitements que l'on peut lui opposer.

Les campagnes de dépistage se sont généralisées à l'ensemble de la France. Les médecins généralistes, comme les médecins spécialistes y ont un rôle prépondérant et les femmes sont de plus en plus motivées et compliantes. De plus en plus fréquemment les médecins sont heureusement confrontés à la découverte d'anomalies mammographiques sans traduction clinique avec des caractéristiques diagnostiques, thérapeutiques et pronostiques spécifiques.

Que de données nouvelles sur la compréhension, l'approche diagnostique et thérapeutique de ce cancer qui reste le sujet préférentiel des réunions et des publications cancérologiques ! Cette seconde édition de l'ouvrage signé par Jacques Saglier, Arlette Pommeyrol, Thierry Bouillet et Anne-Sophie Hennebicque en est le témoin.

Quelle est la place aujourd'hui de l'IRM, du PET Scan ? L'IRM sera-t-elle proposée comme examen de dépistage chez les femmes à haut risque ? L'imagerie permet aujourd'hui d'envisager la recherche systématique d'une anomalie ganglionnaire au niveau de la chaîne mammaire interne.

L'identification des deux gènes de prédisposition au cancer du sein et de l'ovaire (BRCA 1 et BRCA 2) a apporté une explication génétique aux 5 % de cancers du sein à risque héréditaire.

En cas d'histoire familiale de cancer du sein et ou de l'ovaire, les femmes abordent elles-mêmes ce risque de prédisposition génétique ou demandent une consultation spécialisée de conseil génétique qui peut maintenant leur être proposée.

Les réunions de consensus permettent d'affiner régulièrement les stratégies et indications thérapeutiques aux divers stades d'évolutivité de ce cancer : indications de la chirurgie conservatrice, de la radiothérapie, des traitements préventifs dans les cancers in situ.

Quelles sont les indications de la technique du ganglion sentinelle en particulier dans les stades précoces ?

Quelles seront les implications thérapeutiques de la recherche de micrométastases ganglionnaires, médullaires par immunohistochimie et RT PCR ?

Ganglion sentinelle et micrométastases ont justifié la dernière révision de la classification TNM en 2002.

Les essais de phase III conduits dans la dernière décennie ont permis de préciser les indications de la radiothérapie après chirurgie conservatrice. En moins de 10 ans, depuis la première édition de 1996, l'arsenal thérapeutique s'est enrichi de nouvelles armes de chimiothérapie (taxanes…) et d'hormonothérapie avec les anti-aromatases spécifiques et plus récemment les anti-œstrogènes « purs ». Ceci a totalement modifié les indications thérapeutiques en situation métastatique. Ces acquis importants seront rapidement intégrés dans les thérapeutiques en situation néoadjuvante et adjuvante.

L'exemple le plus frappant est l'implication non seulement pronostique mais aussi thérapeutique de la surexpression de HER 2, maintenant systématiquement recherchée, et des anticorps monoclonaux ciblés pour ce facteur de croissance.

Des traitements opposables aux propriétés biologiques spécifiques de certains cancers ont maintenant une réalité.

Ce sont là quelques exemples des nombreux sujets d'actualité en pathologie mammaire cancéreuse analysés par les auteurs de cette seconde édition de l'Abrégé. Abrégé, oui, mais complet dans une remarquable concision.

La cancérologie du sein y est abordée sous forme de questions-réponses concernant la prévention, les facteurs de risques, le dépistage et les stratégies thérapeutiques.

La frontière entre le consensuel en 2003 et les problèmes encore débattus est toujours clairement délimitée.

Cet ouvrage sera ainsi une aide claire et précise, au quotidien, pour les médecins, à chaque étape de la prise en charge des patientes.

Il sera d'un grand recours dans la responsabilité d'information médicale vis-à-vis des patientes et de leur entourage familial.

Jean-Luc Breau
Professeur des universités
Chef du service d'Oncologie médicale
de l'hôpital Avicenne

TABLE DES MATIÈRES

Certaines photographies en noir et blanc dans le corps de texte sont reproduites en couleur entre les pages 146 et 147.

TABLE DES ARBRES DÉCISIONNELS

REMERCIEMENTS

Les auteurs remercient pour leur précieuse collaboration à la première édition
Monsieur le Docteur Eric-Charles Antoine, oncologue médical
ainsi que :
Monsieur le Docteur Bernard Juberthie, anatomocytopathologiste
Monsieur le Docteur Emmanuel Kiman, radiologue

INTRODUCTION

« Il n'est pas de pire injustice que de traiter également des choses inégales. »
ARISTOTE

Le temps où la question se posait de savoir s'il convenait ou non de délivrer une information exacte aux patientes concernant un diagnostic de malignité est révolu. On considère que le mot *cancer* doit être évoqué de façon claire dès le début de la prise en charge. L'abondance de la documentation accessible au grand public et l'évolution des esprits qui n'associent plus systématiquement ce mot à une mort annoncée ont dans une certaine mesure facilité la tâche des soignants qui peuvent désormais évoquer sans périphrase un programme thérapeutique auquel l'adhésion de la patiente est indispensable.

Le législateur est du reste allé dans ce sens en élargissant considérablement les possibilités des malades à accéder aux données médicales les concernant et faisant de l'information préthérapeutique un véritable devoir du médecin. Nombreuses sont maintenant les patientes qui tiennent scrupuleusement à jour un dossier comportant tous les éléments autrefois considérés comme « top secret médical » tels que comptes rendus opératoires ou histologiques, comptes rendus d'irradiation, etc.

L'évolution a été rapide, une ou deux décennies, entre la culture du secret éventuellement délivré à un proche au moment du diagnostic ou d'une évolution défavorable, et celle de la patiente vectrice de sa propre information. Le bénéfice de cette attitude en termes d'efficacité médicale est bien entendu considérable, évitant ou minimisant par exemple les risques de perte ou au contraire de redondance d'examens. Il n'en reste pas moins que l'accès libre à cette information nécessite une structure psychique solide basée sur une acceptation de la situation pathologique, ce qui va nécessiter le plus souvent un encadrement dans lequel les soignants ont un rôle qui doit dépasser celui du thérapeute technicien. La patiente librement informée se sent parfois à même d'exercer dans une certaine mesure une sorte de *contrôle qualité* quant aux traitements proposés et reçus, tant l'information dont elle dispose est libre et abondante : d'Internet à la presse grand public sans oublier les ouvrages médicaux ou bien sûr les associations de patientes et les groupes de parole, la source est quasiment intarissable, mais malheureusement également incontrôlable. Ce sont souvent donc les patientes qui vont inciter leur médecin à leur expliquer pourquoi elles ont ou n'ont pas bénéficié d'une procédure particulière dont elles ont pu avoir connaissance : ganglion sentinelle, reconstruction, traitement ciblé, TEP scan, etc.

À l'époque où se mettent en place les réseaux de santé, il est fondamental que les informations délivrées aux patientes à toutes les étapes de la chaîne thérapeutique soient cohérentes. La circulation de l'information au sein de ces réseaux, la formation continue de leurs acteurs, la pratique de la multidisciplinarité, et l'adhésion commune à des référentiels dûment validés sont des éléments clés non seulement de la qualité des soins dispensés mais aussi de la cohérence et de l'intelligibilité des informations, entraînant l'acceptation et la coopération des patientes au programme de soins.

Avec de 25 000 à 30 000 nouveaux cas par an en France, responsable de près de 10 000 décès, le cancer du sein est la première cause de mortalité féminine par cancer. Tout médecin sera nécessairement confronté de nombreuses fois au cours de sa carrière aux problèmes du diagnostic, du traitement et de la surveillance du cancer du sein : environ une femme sur dix sera au cours de sa vie touchée par cette maladie. Un médecin généraliste diagnostiquera en moyenne deux nouveaux cas par an, un gynécologue quatre ou cinq.

Non seulement ce cancer est fréquent, mais il est grave et surtout il l'est de façon irrégulière tant sa biologie et son histoire naturelle sont complexes. Il n'y a pas un, mais de multiples cancers du sein, avec pour chacun des implications thérapeutiques différentes. Il est peu réaliste de parler de cette maladie d'une façon générale sans essayer de cerner les particularités de chaque forme.

Ce recueil est une sorte de compilation de questions qui nous ont été posées par les patientes et leurs proches ou lors de réunions de travail. D'autres chapitres ont été ajoutés, nécessaires à nos yeux à la compréhension du tout. Nous avons souhaité développer des aspects peu ou mal connus, sans systématiquement réexposer les notions de base de sémiologie clinique ou radiologique qui sont par ailleurs largement traitées dans de nombreux ouvrages. Nous avons ainsi délibérément pris le parti d'être incomplets, c'est-à-dire tenter de rester schématiques sans être simplistes, ce qui parfois n'allait pas sans difficulté. Chaque fois qu'une notion est controversée, le fait est signalé en tentant d'indiquer quelle tendance est la plus consensuelle.

Quelques notes renvoient çà et là à d'autres chapitres du livre, mais nous n'avons pas fait un usage extensif des renvois, préférant répéter deux fois plutôt qu'une certaines notions jugées cardinales : cet ouvrage est avant tout conçu comme une référence à consulter plus qu'à lire de bout en bout.

Nous disions dans la première édition que ce recueil était par nature inachevé : les suggestions et conseils de chacun nous ont été précieux pour la réalisation de cette nouvelle édition. Ainsi avons-nous, en plus des indispensables modifications liées à l'évolution des techniques et des connaissances, ajouté des chapitres concernant la qualité de vie ou la prise en charge de la douleur, actualisé certaines données statistiques, enrichi l'iconographie, rajouté quelques arbres décisionnels schématiques et résumé certaines situations typiques par quelques exemples cliniques.

Plus que jamais, le *feed-back* des lecteurs est ardemment souhaité comme étant la suite naturelle de l'esprit qui a présidé à la rédaction de ces deux premières éditions.

1 | RISQUE ET PRÉVENTION

FACTEURS DE RISQUE

Quels sont les principaux chiffres en matière de cancer du sein en France ?

Le cancer du sein est le plus fréquent des cancers féminins avec de 25 000 à 30 000 nouveaux cas par an en France, et environ 800 000 nouveaux cas annuels dans le monde. Environ 25 % des cancers de la femme sont des cancers du sein. Statistiquement, on estime qu'*une femme sur dix développera un cancer du sein.* Chez la femme de moins de cinquante ans, il représente la moitié de tous les cancers. Alors qu'environ 5 % des patientes présentent d'emblée un cancer du sein au stade métastatique, 30 à 50 % des patientes avec un cancer initialement localisé développeront des métastases.

L'incidence annuelle, régulièrement croissante (1,5 % par an), est actuellement estimée à environ 100 pour 100 000 femmes. L'incidence varie avec l'âge, avec un pic de fréquence autour de la cinquantaine, suivi d'un plateau de quelques années puis à nouveau d'une ligne ascendante croissant régulièrement. La moyenne d'âge au diagnostic est de 55 ans environ.

Le cancer de l'homme représente moins de 1 % de l'ensemble des cancers du sein et reste responsable d'une centaine de décès annuels.

Responsable d'environ 10 000 décès par an, le cancer du sein représente la première cause de mortalité chez les femmes de 35 à 55 ans. Il occupe le premier rang de mortalité par cancer chez la femme, bien qu'étant sur le point d'être dépassé par le cancer bronchique.

L'incidence annuelle des décès par cancer du sein est d'environ 25 pour 100 000 femmes. On notera que cette incidence des décès est en légère décroissance, contrairement à l'incidence de survenue. Il n'est actuellement pas possible de dire si cette diminution de mortalité est due principalement à un diagnostic plus précoce par dépistage systématique en voie de généralisation ou à une amélioration des thérapeutiques adjuvantes et de leurs indications, probablement les deux.

Le cancer du sein est responsable d'une perte moyenne d'espérance de vie d'environ douze ans.

La survie globale, tous stades confondus, est d'environ 60 % à cinq ans, sachant cependant que *plus d'un tiers des malades décédera de son cancer.* Les comparaisons historiques de survie semblent montrer une amélioration significative de la survie à cinq ans des cancers du sein tous stades confondus, puisque passant de 60 % dans les années 50 à plus de 70 % dans les années 80.

Les études épidémiologiques montrent que dans le monde, 1 à 1,5 million de femmes développent chaque année un cancer du sein dans l'année, et que 500 000 à 700 000 en décèdent.

Le cancer du sein constitue par conséquent un problème majeur de santé publique, justifiant la mise en place ainsi que la poursuite des actions de prévention, de dépistage et de recherche thérapeutique concernant cette affection.

Quels sont les facteurs de risque du cancer du sein ?

Ils sont de plusieurs ordres et peuvent se cumuler (tableau 1.I).

Les statisticiens expriment ces facteurs de risque par la notion de *risque relatif* (RR) qui est un facteur multiplicateur du risque de base de la population générale, lequel est par définition égal à 1.

Tableau 1.I. *Cancer du sein et groupes à risque*

Groupe à haut risque (RR > 4)	*Groupe à risque modéré (RR 2 à 4)*	*Groupe à risque faible (RR1 à 2)*
– antécédent personnel ou familial de mastopathie proliférative atypique – antécédent personnel de cancer du sein – syndrome de prédisposition familiale au cancer du sein – antécédent familial de cancer du sein bilatéral et/ou préménopausique	– antécédent familial de cancer du sein unilatéral post-ménopausique – première grossesse tardive ou nulliparité – obésité post-ménopausique – antécédent personnel de cancer de l'ovaire ou de l'endomètre – mastopathie proliférative bénigne – antécédent d'irradiation	– consommation d'alcool – premières règles avant 12 ans – *traitement substitutif hormonal ?* – *niveau socio-économique élevé* – *facteurs alimentaires ?*

Risque familial

Il est un des plus importants, le plus fréquemment retrouvé et le plus anciennement connu. Une histoire familiale de cancer du sein est un facteur de risque dont l'importance est variable : le risque maximal est représenté par l'existence chez une femme de la famille d'un cancer du sein bilatéral, avec un RR > 4. L'existence d'un cancer chez une parente au premier degré (sœur, mère, fille) confère un RR de 2 à 3. Ce risque diminue à 1,5 environ en cas de lien de parenté au second degré (cousine, grand-mère, tante). Le risque familial est d'autant plus élevé que la maladie s'est déclarée de façon plus précoce chez la parente. Une femme sur 150 serait porteuse d'un ou plusieurs gènes de prédisposition familiale au cancer du sein, lui conférant dès lors un risque *cumulé* proche de 80 % à 80 ans. Ainsi, le RR conféré par une ou plusieurs mutations du BRCA 1 est de 10.

Risque histologique

Il est représenté par l'existence d'une mastopathie à risque : le RR maximum (> 4) est représenté par un antécédent personnel de cancer du sein. Un antécédent de mastopathie de type hyperplasie épithéliale atypique (canalaire ou lobulaire) aggrave le RR d'un facteur 2 à 4.

Risque hormonal

Il correspond à de multiples facteurs, endo- ou exogènes.

❐ Facteurs endogènes

Une puberté précoce, une ménopause tardive, une nulliparité, une pauciparité, ou une première grossesse tardive constituent chacune une situation à RR compris entre 1,5 et 2. L'explication classique reposait sur le schéma selon lequel les œstrogènes favoriseraient la prolifération tissulaire mammaire et exposeraient donc à un risque tumoral, tandis que la progestérone aurait un rôle protecteur, ce qui rendait compte de l'augmentation du risque dans ces situations où existe une « fenêtre œstrogénique ». Ce schéma, bien qu'ayant l'avantage de la simplicité est actuellement très controversé.

❐ Facteurs exogènes

La contraception orale a été mise en cause, mais de nombreuses études ont été effectuées dont aucune n'a montré d'augmentation du risque de cancer du sein et ce quelles que soient la dose et la durée de la prise de contraceptifs oraux (*cf.* « *Les contraceptifs oraux accroissent-ils le risque de cancer du sein* »).

Le traitement hormonal substitutif de la ménopause : ce sujet, très débattu, a fait l'objet d'études récentes qui sont développées dans un autre chapitre (*cf.* « *Comment prescrire un THS sans faire courir un risque de cancer du sein* »).

Risque nutritionnel

Le mode de vie joue un rôle certain, mais ses éléments restent toutefois confus. Par exemple, cancer des pays riches et occidentaux, le cancer du sein touche peu la population japonaise, mais les Japonaises émigrées aux États-Unis ont un taux de cancer du sein proche de celui des femmes américaines. Le rôle propre des phyto-œstrogènes apportés dans l'alimentation par le soja a été évoqué. Par ailleurs, il semble probable que le métabolisme lipidique ait une grande importance, en particulier concernant la consommation de graisses animales ; le rôle néfaste des acides gras poly-insaturés oméga-6 ayant été souligné expérimentalement, alors que les acides gras insaturés oméga-3 auraient plutôt eux un rôle protecteur. La sédentarité pourrait également constituer un facteur de risque, ainsi que l'obésité surtout en période post-ménopausique. La consommation d'alcool aurait également un rôle néfaste. En revanche, rien n'indique une responsabilité du tabac.

Existe-t-il des lésions histologiques précancéreuses du sein?

À la différence d'autres organes comme par exemple le col utérin, il n'existe pas à proprement parler de lésions précancéreuses définies pour la pathologie mammaire : aussi, plutôt que de lésion précancéreuse, préfère-t-on parler de « mastopathie à risque » car l'évolution vers la malignité n'est pas inéluctable.

Il est établi actuellement que certains aspects *histologiques* sont plus ou moins « à risque » quant à la survenue éventuelle d'une pathologie maligne :

– risque nul (x 1) : petits kystes. Adénose. Mastose fibrokystique non proliférante ou avec prolifération faible et non atypique. Papillome simple;

– risque modéré [1] (x 2) : mastose proliférante avec hyperplasie modérée ou importante, sans atypies. Gros kystes. Adénose sclérosante;

– risque important (x 4) : mastose proliférante avec hyperplasie atypique.

Dans certains cas, on peut admettre l'existence d'une sorte de filiation évolutive, comme un *continuum* pathologique entre certaines lésions de gravité croissante. Dans cette idée, l'évolution vers la malignité se ferait par exemple de la façon suivante :

Hyperplasie canalaire atypique → Carcinome canalaire *in situ* → Carcinome canalaire infiltrant

Que sait-on des mécanismes de la cancérogenèse mammaire?

Les récents progrès de la biologie moléculaire permettent de considérer actuellement le cancer du sein, de même que la plupart des autres cancers, comme une maladie génétique somatique complexe impliquant une accumulation clonale d'altérations géniques conférant aux cellules concernées un avantage de prolifération sélectif.

Ces anomalies génomiques peuvent être soit spontanées, soit liées à l'action d'agents mutagènes, et aboutissent à une rupture de l'équilibre tissulaire physiologique existant entre prolifération, différenciation et mort cellulaire. La tumorigenèse résulte d'une cascade d'événements génétiques, s'étalant sur plusieurs générations cellulaires, pour aboutir à une prolifération sélective et non contrôlée du clone tumoral. Contrairement à la cancérogenèse colique, la

---

1. Il est à noter que selon les auteurs, l'évaluation du risque associé à ces lésions est variable et souvent controversée, notamment pour les gros kystes.
Certaines études montrent également une élévation du risque chez certaines femmes ayant présenté un adénofibrome, surtout si le parenchyme adjacent est porteur de lésions de mastose proliférante.

séquence exacte de ces événements successifs et cumulatifs n'est pas connue. Cependant, on a pu identifier certaines des altérations géniques permettant aux cellules tumorales d'échapper aux mécanismes régulateurs propres à la cellule normale et à l'environnement cellulaire : ces étapes consistent en des altérations d'un ou plusieurs gènes-clé du fonctionnement cellulaire normal, appelés *oncogènes* et *anti-oncogènes*.

Oncogènes

Ils peuvent schématiquement se définir comme des gènes *normaux* dont l'activité excessive (proto-oncogène oncogène) confère à la cellule concernée un avantage prolifératif sélectif. Les mécanismes chromosomiques impliqués dans l'activation excessive d'un oncogène peuvent être : une translocation, une mutation ponctuelle, une amplification génique, et une surexpression.

Anti-oncogènes ou gènes suppresseurs de tumeurs

Ce sont des gènes dont l'activité doit être inhibée pour contribuer à la progression tumorale. De la même façon, l'inactivation des anti-oncogènes est le plus souvent liée (au niveau chromosomique) à une *délétion* génique, ou à une *mutation* d'un ou plusieurs allèles.

Les principales anomalies géniques connues impliquées dans les cancers du sein sont les suivantes :

– *amplification et surexpression* des oncogènes MYC, ERB B2 et de certaines régions chromosomiques (11q13, 8p12, 10q26) :

- l'oncogène MYC code pour une protéine membranaire, qui, en se liant à l'ADN, régule l'expression de nombreux autres gènes (facteur de transcription nucléaire) ; il est amplifié dans plus de 30 % des cancers du sein,
- l'oncogène ERB B2 code probablement pour un récepteur de facteur de croissance proche de l'EGF (*epidermal growth factor*) ; il est amplifié et surexprimé dans près de 20 % des cancers du sein,
- enfin certaines régions chromosomiques comme la région 11q13 sont amplifiées dans 15 à 20 % des tumeurs mammaires, sans qu'il soit actuellement possible de définir avec précision les gènes concernés ainsi que leur fonction dans la tumorigenèse. Cependant, un de ces gènes, le gène CCND1, situé dans la région 11q13, et codant pour une protéine de la famille des cyclines (occupant un rôle central, dans la régulation du cycle cellulaire), est retrouvé amplifié dans 15 % des tumeurs mammaires, et pourrait par conséquent être impliqué dans la tumorigenèse ;

– *inactivation des gènes suppresseurs de tumeur :* p53, RB, BRCA 1, BRCA 2, NM23, p16, etc. Les pertes d'allèle à l'origine d'inactivation potentielle de gènes suppresseurs de tumeur représentent les principales anomalies chromosomiques retrouvées dans le cancer du sein :

- altération du gène p53 : elle est en règle générale liée à une délétion d'un des allèles et à une mutation du second, et aboutit à l'inactivation de sa fonction. Ce gène situé sur la région 17p13 présente une altération dans environ, 20 à 40 % des cancers du sein. Les fonctions gouvernées par le gène p53 sont complexes, mais schématiquement sont les suivantes : la protéine p53 codée par le gène p53 intervient physiologiquement au niveau du cycle cellulaire, en bloquant ce dernier en cas de lésion du matériel génétique, permettant à la cellule de réparer les dommages génomiques avant sa division. Lorsque les lésions génomiques sont trop importantes, la p53 peut induire *l'apoptose*, c'est-à-dire une mort cellulaire programmée. Il s'agit donc d'une protéine essentielle pour le maintien de l'intégrité du génome cellulaire. Les mutations *héritées*, constitutionnelles de p53, sont à l'origine du syndrome héréditaire de *Li-Fraumeni* associant chez plusieurs membres d'une même famille sarcomes, tumeurs cérébrales, hémopathies et cancer du sein,

- altération du gène RB : ce gène situé sur la région 13q14 semble altéré dans 15 à 30 % des cancers du sein (délétions et mutations). Le gène RB code pour une protéine dont l'état de phosphorylation détermine une liaison à des facteurs transcriptionnels modulant l'activation de plusieurs gènes intervenant dans la réplication de l'ADN,
- altération des gènes BRCA 1 et BRCA 2 : ces gènes situés respectivement au niveau des loci 17q21 et 13q12 sont des gènes majeurs de prédisposition héréditaire au cancer du sein (*cf. infra*), codent pour des protéines dont les fonctions ne sont pas encore connues, et jouent probablement un rôle fondamental dans la carcinogenèse mammaire. L'inactivation constitutionnelle de BRCA 1 et BRCA 2 est responsable de formes héréditaires de cancer du sein, mais des pertes d'allèle de ces deux gènes sont également retrouvées dans près de 50 % des tumeurs sporadiques constituant l'anomalie chromosomique la plus fréquente des cancers du sein,
- altération des gènes NM23, p16, etc. : plusieurs autres pertes d'hétérozygotie de ces régions génomiques ont pu être identifiées dans les tumeurs mammaires. Leur fréquence et leur rôle exact restent toutefois à déterminer.

Si l'accumulation successive et graduelle de ces altérations est certainement impliquée dans la carcinogenèse mammaire, la séquence de survenue ainsi que leurs interactions éventuelles restent à établir. Il faut également souligner le rôle du stroma tumoral (fibroblastes, endothélium vasculaire, néoangiogenèse, lymphocytes, etc.), dans la carcinogenèse, rôle actuellement au centre de nombreuses études.

Existe-t-il des cancers mammaires familiaux ?

La grande fréquence du cancer du sein fait qu'il existe une probabilité élevée de retrouver un antécédent de cancer sporadique chez une parente proche sans qu'on puisse pour autant établir qu'il s'agira d'une forme héréditaire *stricto sensu* : de 20 à 30 % des patientes atteintes de cancer du sein présentent ainsi des antécédents familiaux.

Néanmoins, l'existence de cancers mammaires *héréditaires* est soupçonnée depuis longtemps, mais il a fallu attendre les récents progrès de la génétique et de l'épidémiologie pour commencer d'en établir les mécanismes.

Les cancers du sein héréditaires ne représentent actuellement que 5 à 10 % de l'ensemble des cancers mammaires. Ces formes familiales sont le plus souvent associées à d'autres cancers, notamment ovariens, et sont liées à la transmission autosomale dominante de gènes de susceptibilité dont la pénétrance est variable et parfois incomplète. Ces anomalies génétiques constitutionnelles (mutations héritées) sont alors transmises de génération en génération, et augmentent considérablement, chez l'individu porteur, le risque de développer un cancer.

Deux gènes majeurs de prédisposition héréditaire au cancer du sein ont pu être identifiés : le BRCA 1 (*BReast CAncer* 1) situé sur le chromosome 17, et le BRCA 2 sur le chromosome 13 :

– une ou plusieurs mutations du gène BRCA 1 confèrent un risque cumulé au cours d'une vie normale proche de 80 %, alors qu'il est de moins de 10 % dans la population générale. Le risque relatif conféré par une ou plusieurs mutations du BRCA 1 est d'environ 10. De même, les mutations du BRCA 1 sont associées à un risque cumulé de cancer de l'ovaire estimé de 20 à 80 % selon les différents auteurs. BRCA 1 serait muté chez environ 0,1 à 0,2 % de la population générale, soit chez une femme sur 500 ou une femme sur 1 000;

– les mutations du gène BRCA 2 conféreraient un risque cumulé voisin de celui du BRCA 1, mais seraient moins impliquées dans les cancers de l'ovaire. De même, BRCA 2 semble être un gène de prédisposition majeur dans les cancers du sein masculin;

– il importe de noter que les fonctions précises des protéines codées par ces deux gènes ne sont pas à ce jour parfaitement définies. Cependant, BRCA 1 et BRCA 2 sont actuellement assimilés à des *anti-oncogènes* (gènes suppresseurs de tumeurs), dont l'inactivation (par mutation constitutionnelle) est responsable de la prédisposition héréditaire au cancer du sein.

Bien que ces deux gènes apparaissent impliqués dans la majorité des cancers héréditaires du sein, d'autres gènes de susceptibilité sont en cours d'identification. Les mutations constitutionnelles du gène de la p53 sont responsables du syndrome de *Li-Fraumeini*, associant cancer du sein, sarcomes, tumeurs cérébrales et hémopathies. De même, le gène ATM, responsable du syndrome d'ataxie-télangiectasie (associant dans sa forme homozygote un déficit immunitaire, une dégénérescence neurosensorielle, une instabilité chromosomique et une radiosensibilité sévère) pourrait chez les femmes hétérozygotes (0,5 à 1,5 % de la population générale) conférer un risque majeur de cancer du sein (risque cumulé estimé à 30 %). Cependant, la responsabilité définitive du gène ATM dans certaines formes héréditaires de cancer du sein reste à établir.

L'identification des différents gènes de prédisposition au cancer du sein est théoriquement susceptible de définir un groupe à *très haut risque*, et pourrait ainsi permettre une stratégie de prévention et de dépistage ciblée sur cette population.

Quand faut-il suspecter une forme héréditaire de cancer du sein?

La possibilité d'une forme héréditaire de cancer sera systématiquement évoquée dans les cas suivants :

– existence d'au moins trois cancers mammaires chez des sujets apparentés et dont deux au moins sont unis par un lien de premier degré;

– existence d'au moins deux cancers du sein unis par un lien de premier degré et dont l'âge au diagnostic pour l'un des deux est inférieur à 40 ans, ou dont l'un des deux est bilatéral;

– âge au diagnostic de moins de 35 ans;

– existence parmi les cas familiaux de cancers bilatéraux ou multifocaux et ce d'autant plus qu'ils sont de survenue précoce;

– existence de cas familiaux (soit chez le même sujet, soit chez des sujets unis par un lien de premier degré) de cancers liés au cancer du sein dans le cadre de syndromes connus : ovaire, sarcomes, tumeurs cérébrales, côlon.

La présence d'un ou plusieurs de ces critères doit conduire à discuter de l'utilité éventuelle d'un conseil génétique spécialisé.

La grossesse aggrave-t-elle le pronostic du cancer du sein?

On peut distinguer deux situations : le cancer survenant en cours de grossesse, et le désir de grossesse après traitement d'un cancer du sein.

Cancer en cours de grossesse

Il représente un quart des cancers du sein chez les patientes de moins de 30 ans, et globalement 2 % de l'ensemble des cancers du sein. On estime aujourd'hui qu'un à trois cancers du sein surviennent pour 10 000 grossesses.

La grossesse ne semble pas en soi aggraver le pronostic de ces cancers, mais il faut préciser que les cancers survenant en cours de grossesse sont souvent diagnostiqués à un stade avancé, que l'âge médian de survenue est de 35 ans, que l'atteinte ganglionnaire est plus fréquente, et qu'il s'agit souvent de formes peu différenciées (SBR III, RH-). Ces éléments sont des facteurs pronostiques péjoratifs indépendamment de la grossesse.

Étant donné qu'il existe souvent un important retard au diagnostic du fait de l'existence d'une grossesse et des difficultés cliniques d'examen liées aux modifications gravidiques mammaires, il importe de ne pas différer les explorations et ce quel que soit le stade de la grossesse. La mammographie est parfaitement réalisable avec protection abdominopelvienne, ainsi que tout geste chirurgical à visée diagnostique.

❒ Les principes thérapeutiques

La chirurgie est toujours possible, quel que soit le stade de la grossesse.

La radiothérapie est à déconseiller et sera effectuée en post-partum (*cf.* « Radiothérapie »).

Quant à la chimiothérapie, sauf nécessité vitale (forme menaçant le pronostic vital à court terme : cancer inflammatoire en poussée évolutive, forme métastatique), elle ne sera administrée qu'à partir du deuxième trimestre, en raison de son risque tératogène en début de grossesse.

L'interruption médicale de grossesse au premier trimestre est à réserver aux formes graves nécessitant une prise en charge thérapeutique urgente. Si le cancer est diagnostiqué au cours du deuxième ou du troisième trimestre de la grossesse et que la patiente souhaite mener celle-ci à terme, il importe de traiter la patiente sans retard et d'effectuer l'accouchement le plus rapidement possible, une fois la viabilité fœtale établie.

Le désir de grossesse après cancer du sein

Plus de 3 000 femmes de moins de 40 ans seraient chaque année atteintes d'un cancer du sein en France. Dans ce cas un désir de grossesse peut se poser au décours du traitement d'un cancer du sein.

❒ Les traitements anticancéreux vont-ils provoquer une aménorrhée ?

Les traitements adjuvants, chimiothérapie et ou hormonothérapie, peuvent provoquer une aménorrhée précoce, transitoire ou définitive, empêchant alors toute maternité immédiate ou ultérieure.

Cette aménorrhée précoce est surtout due aux alkylants en particulier le cyclophosphamide, les anthracyclines ayant un plus faible risque de ménopause précoce. Les six cycles classiques de chimiothérapie adjuvante des cancers du sein, FEC ou CMF, provoquent donc un certain nombre d'aménorrhées. Leur fréquence dépend de l'âge de la femme, rencontrée dans plus de 90 % des cas si la femme a plus de 40 ans et dans 40 % des cas avant 40 ans. Cette aménorrhée peut être transitoire et alors de durée variable mais en règle de plus de 6 à 9 mois après la fin du traitement. 40 % des femmes de moins de 40 ans mises en aménorrhée par une chimiothérapie adjuvante de cancer du sein verront un retour de leurs règles à distance du traitement.

L'hormonothérapie, en particulier le tamoxifène, peut être utilisée en adjuvant chez des femmes non ménopausées et présentant des tumeurs récepteurs hormonaux positifs. Le tamoxifène provoque au bout de quelques mois une aménorrhée dans un tiers des cas, aménorrhée durant alors pendant l'ensemble de la durée de cette hormonothérapie adjuvante prévue sur 5 ans.

L'hormonothérapie suppressive de la fonction ovarienne associant LH-RH et tamoxifène provoque une aménorrhée constante et rapide dès les premières semaines de traitement. Cette aménorrhée peut être réversible en cas d'interruption du traitement avant l'âge physiologique de la ménopause.

Insistons sur le fait qu'à part le cas particulier constitué par l'association LH RH et tamoxifène, les traitements adjuvants des cancers du sein ne sont pas contraceptifs et donc qu'une contraception doit être systématiquement discutée dans ce contexte de femme jeune en cours de traitement pour un cancer du sein (*cf. infra*).

❐ La grossesse après cancer du sein est-elle dangereuse ?

Il s'agit d'un événement rare se rencontrant chez moins de 5 % des femmes jeunes et traitées pour un cancer du sein. Cette grossesse survient en règle dans les 2 à 4 ans suivant la fin du traitement anticancéreux.

Cette grossesse ne présente pas de risque particulier.

Il n'existe pas d'augmentation du risque de pathologies de la grossesse.

De même le taux d'anomalie génétique des enfants nés de mère ayant été traitée par chimiothérapie n'est pas différent de celui décrit dans la population normale. Le caryotype fœtal n'est donc pas indiqué dans cette population.

Surtout la survenue d'une grossesse au décours d'un cancer du sein ne semble pas augmenter le risque de rechute ou aggraver le pronostic vital. Les différentes séries rétrospectives n'ont mis en évidence aucune différence de survie entre les femmes présentant une grossesse après cancer du sein et le reste de la population suivie pour un cancer du sein.

Une grossesse est donc possible dans les suites d'un cancer du sein traité avec succès, cette situation ne nécessite pas une interruption thérapeutique de grossesse et n'accroît pas le risque de rechute du cancer. Néanmoins il paraît licite d'attendre 2 à 3 ans après le traitement du cancer du sein pour envisager une grossesse, non par crainte d'accroître le taux de rechute par les importantes sécrétions d'œstroprogestatifs de la grossesse, mais dans l'espoir d'avoir dépassé la médiane de survenue des rechutes métastatiques les plus sévères.

Les contraceptifs oraux accroissent-ils le risque de cancer du sein ?

Une étude ancienne regroupant 54 études épidémiologiques différentes retrouvait un accroissement du risque de cancer du sein avec un risque relatif de 1,24 en cas d'utilisation de contraceptifs oraux. Cette augmentation de risque existait pendant la durée de la contraception et pendant les 10 ans suivant son arrêt, le risque disparaissant par la suite.

La récente étude *Women's Care* porte sur près de 10 000 femmes âgées de 35 à 64 ans sous contraceptifs oraux lors de l'étude ou ayant utilisé une telle contraception. Cette étude homogène a recherché une augmentation du risque de cancer du sein dans cette cohorte de patientes.

Le risque relatif est de 1 pour les patientes en cours de contraception orale.

En analyse plus fine, il n'existe pas d'accroissement du risque de cancer du sein en cas d'utilisation prolongée de contraceptifs oraux, et ce quels que soient la dose d'œstrogènes ou l'âge de début de la contraception. Il n'y a pas non plus d'augmentation du risque en cas d'antécédents familiaux de cancer du sein.

Les contraceptifs oraux n'accroissent donc pas le risque de cancer du sein dans la population générale.

Comment prescrire un traitement hormonal substitutif (THS) de la ménopause sans faire courir un risque de cancer du sein ?

Le THS prévient-il les risques cardiovasculaires ?

Plusieurs séries anciennes ont montré une diminution du risque d'accidents cardiovasculaires et d'ostéoporose chez les femmes ménopausées, par l'apport d'œstrogènes seuls ou associés à la progestérone, bénéfice associé à une meilleure qualité de vie et au maintien des fonctions cognitives.

Plusieurs essais prospectifs randomisés plus récents ont évalué cet apport d'un traitement par œstrogène associé ou non à de la progestérone au décours de la ménopause (essais ESPRIT, HERS, WEST, WHI).

Dans les trois premiers essais, on a comparé le devenir de patientes ayant eu un accident cardiaque ou vasculaire et traitées soit par hormonothérapie, soit par placebo, explorant donc la prévention secondaire. Notons que les doses et dérivés hormonaux utilisés dans ces essais sont différents de ceux utilisés en France pour le THS.

Les résultats de ces essais de prévention secondaire sont décevants.

L'ESPRIT, traitement par œstrogène seul, ou le HERS, associant œstrogènes et progestatifs chez des femmes au décours d'un premier infarctus ne retrouvent aucune diminution du risque de nouvel événement cardiaque par la mise en place précoce d'un traitement hormonal chez ces femmes ménopausées.

De même, le WEST ne retrouve aucune diminution du risque de complications de l'artériosclérose en cas de prise d'œstrogènes au décours d'un accident vasculaire cérébral.

La mise en place d'un traitement par œstrogènes seuls ou associés à l'acétate de médroxyprogestérone ne diminue donc pas le risque d'accident cardiovasculaire, coronarien ou cérébral, voire possède un effet d'augmentation du risque vasculaire dans les premiers mois d'utilisation de l'hormonothérapie.

Le rapport bénéfice/risque du THS est-il acceptable ?

Le WHI, *Women's Health Initiative*, est un essai de prévention primaire évaluant l'apport d'une hormonothérapie substitutive (œstrogènes seuls ou œstroprogestatifs) dans la réduction du risque d'ostéoporose et d'accidents cardiovasculaires, par rapport à un placebo chez des femmes ménopausées sans pathologie connue (tableau 1.II).

De façon inattendue, cet essai a mis en évidence un accroissement du risque d'infarctus du myocarde et d'accidents vasculaires cérébraux. Il existe aussi un risque accru de cancers du sein dans cet essai. Les autres effets du THS seraient un accroissement du risque d'embolie pulmonaire avec un risque relatif de 2,16, une diminution significative du risque de cancer colorectal (risque relatif = 0,64) et de fracture du col du fémur (risque relatif = 0,72) et ce sans augmentation du risque de cancer de l'endomètre.

Tableau 1.II. *Essai WHI : différences absolues entre les femmes ménopausées traitées par œstroprogestatifs ou placebo*

Événements	*2 premières années*	*5 premières années*
	(Nombre d'événements pour 1 000 femmes suivies)	
Insuffisance coronarienne	3 de plus	4 de plus
AVC	1 de plus	4 de plus
Phlébothrombose	6 de plus	9 de plus
Cancer du sein	Pas de différence	4 de plus
Fracture de la hanche	1 de moins	2 de moins
Cancer colorectal	Pas de différence	3 de moins
Mortalité	Pas de différence	Pas de différence

L'accroissement du risque d'infarctus du myocarde est précoce avec un risque relatif de 1,78 la première année pour un risque relatif sur 5 ans de 1,29. Ceci correspond à 4 accidents coronariens supplémentaires pour 1 000 femmes traitées.

L'accroissement de risque de cancer du sein est de 26 % soit 4 cancers du sein supplémentaires pour 1 000 femmes suivies sur 5 ans. Le risque relatif est donc ici de 1,26 en cas d'hormonothérapie par œstroprogestatifs.

Ce risque s'accroît avec la durée du traitement hormonal substitutif. Il existe en revanche un effet de protection la première année de THS avec un risque relatif de 0,62, l'effet d'accroissement du risque de cancer du sein n'apparaissant qu'ultérieurement.

Cet accroissement du risque de cancer du sein dans l'essai WHI est comparable à l'accroissement du risque rencontré dans les séries non randomisées avec un risque relatif de 1,53 après 5 ans d'utilisation d'hormonothérapie substitutive.

L'essai WHI a été stoppé dès ce risque d'induction de cancer du sein connu, seul le bras œstrogène seul chez des femmes hystérectomisées [2] est poursuivi, l'augmentation du risque de cancer du sein par les œstrogènes seuls n'étant pas actuellement démontré.

La notion d'une augmentation de ce risque de cancer du sein par les THS chez les femmes maigres par rapport aux femmes présentant une surcharge pondérale reste discutée. Certaines séries retrouvent un accroissement plus important du risque relatif de cancer du sein par le THS en cas de faible masse graisseuse.

2. Les estrogènes seuls accroissent le risque de cancer de l'endomètre et ne peuvent être utilisés en monothérapie qu'en cas d'hystérectomie.

S'il existe bien une probabilité accrue de cancers du sein en cas d'hormonothérapie substitutive par œstroprogestatifs prolongée, ces cancers sont diagnostiqués précocement et présentent des récepteurs hormonaux positifs.

Le THS semble donc à la lumière de cette étude accroître le risque de cancers du sein RH+, forme de meilleur pronostic, sans accroître le taux de cancers du sein récepteurs hormonaux négatifs. Dans certaines séries, l'accroissement du risque de cancer du sein serait lié à l'association œstrogène et progestérone et ne serait pas retrouvé avec les œstrogènes seuls. En outre, cela se traduirait par une augmentation du taux de cancer lobulaire, de meilleur pronostic que le carcinome canalaire.

Ces résultats ne doivent pas faire rejeter le THS, les doses et le type d'œstrogènes utilisés en France étant différents de ceux utilisés dans ces essais américains. Son bénéfice reste net sur les symptômes de la ménopause (ostéoporose, bouffées de chaleur, sécheresse vaginale). Un traitement par œstrogènes à faible dose, 0,3 mg au lieu des 0,625 mg des différents essais onglodoscons, dès le début de la ménopause, constitue un compromis acceptable. La durée de ce traitement doit être limitée et sa reconduction régulièrement rediscutée, après informations sur les bénéfices et risques et en respectant les contre-indications que sont les antécédents de phlébite, de thrombose, d'insuffisance coronarienne, d'accidents vasculaires cérébraux et plus largement en évitant le THS chez des femmes présentant des facteurs de risques d'artériosclérose, des antécédents familiaux de cancers du sein ou des antécédents personnels de mastopathie proliférante.

Les œstrogènes en monothérapie ne seront utilisés qu'en cas d'hystérectomie. En dehors de cette situation, une association aux progestatifs doit être utilisée.

PRÉVENTION

Existe-t-il un traitement préventif du cancer du sein ?

Le processus de carcinogenèse mammaire comporte de multiples étapes et plusieurs décennies sont probablement nécessaires avant que le cancer soit cliniquement décelable. Les mesures préventives actuellement en cours d'études correspondent en fait à des lésions déjà établies mais cliniquement indétectables.

La notion d'hormonodépendance des cancers du sein est connue depuis plus d'un siècle et l'efficacité de l'hormonothérapie dans les cancers du sein avérés a incité de nombreuses équipes à tester les anti-œstrogènes, puis les anti-aromatases dans la prévention des cancers du sein chez les femmes à haut risque. L'intérêt de ces études était d'ailleurs étayé par la réduction significative du nombre de deuxième cancer chez les femmes traitées par hormonothérapie adjuvante.

S'il est clair que le traitement hormonal adjuvant par tamoxifène diminue le risque de cancer du sein controlatéral, les résultats des études portant sur des femmes à haut risque ne sont pas réellement concluants, en raison d'une part de la difficulté de définir correctement cette population, et en raison d'autre part des risques et des effets secondaires d'un traitement par tamoxifène.

Un autre anti-œstrogène (ou plutôt modulateur spécifique des récepteurs d'œstrogènes), utilisé dans la prévention de l'ostéoporose, le raloxifène, est efficace dans la prévention des cancers du sein en particulier chez les femmes préalablement exposées de manière prolongée à une stimulation œstrogénique exogène ou endogène, avec un taux d'œstradiol sérique élevé au début du traitement. Des études complémentaires sont en cours.

D'autres modulateurs sélectifs des récepteurs d'œstrogènes sont actuellement en phase d'expérimentation.

Compte tenu des complications notables observées sous tamoxifène, difficilement acceptables dans le cadre d'un traitement préventif (augmentation des bouffées de chaleur, pertes vaginales avec risque de cancer de l'endomètre, risque thromboembolique), une autre classe de traitement antihormonal paraît une avancée importante dans le cadre du traitement préventif : il s'agit des anti-aromatases.

En effet les résultats de l'étude ATAC montrent une nette supériorité de l'anastrozole sur le tamoxifène aussi bien en terme d'efficacité sur la survenue d'un deuxième cancer qu'en terme de réduction des effets secondaires. Néanmoins l'augmentation du risque d'ostéoporose et de dysfonctionnements sexuels impose un peu de recul et de réflexion avant de proposer ce type de traitement en préventif et au long cours. Des études prospectives sont en cours avec les différentes antiaromatases de dernière génération qui comporteront des études de qualité de vie.

Enfin, il faut savoir discuter avec une femme porteuse d'une mutation de BRCA l'indication d'une mastectomie bilatérale prophylactique et ou d'une ovariectomie bilatérale. L'étude PROSE conclut à une réduction de 50 à 70 % de l'incidence des cancers mammaires et de 95 % des cancers de l'ovaire par la réalisation d'une ovariectomie bilatérale incluant les trompes de Fallope.

Quelle surveillance proposer aux femmes à risque ?

On considère, dans les cas de risques familiaux, que la surveillance régulière clinique et radiologique doit commencer 5 ans avant l'âge de l'apparition du premier cancer dans la famille. En cas de risque familial majeur, il est licite de commencer la surveillance mammographique vers 25 ou 30 ans. La fréquence de la surveillance ultérieure est variable selon les cas et l'évaluation du risque, mais est de l'ordre d'un examen clinique et mammographique annuel.

Des études récentes ont montré qu'il était licite, chez les jeunes femmes à haut risque, en particulier en cas de mutation BRCA 1 ou 2, de proposer un dépistage régulier par IRM, cet examen possédant une sensibilité très supérieure à la mammographie dans le cas de petites tumeurs sur seins denses ou sur seins cicatriciels.

Les consultations d'oncogénétique se développent depuis plusieurs années. L'un de leurs objectifs est de déterminer chez différents individus d'une famille à risque, actuellement indemnes de cancer, l'importance du risque de survenue de la maladie. Cependant dans la majorité des cas, il est possible de déterminer un *risque cumulé*, c'est-à-dire la probabilité de développer un cancer au cours de la vie entière, sans qu'il soit pour autant possible d'en préciser l'âge de survenue. À titre d'exemple, et concernant le cancer héréditaire du sein lié à la mutation du gène BRCA 1, le risque estimé est de 2 % avant 30 ans, 15 % entre 30 et 40 ans, 25 % entre 40 et 50 ans, puis croît régulièrement pour atteindre 80 % à l'âge de 80 ans. On remarquera donc d'une part qu'il n'est pas de 100 %, et que par ailleurs, plus de 10 % des patientes porteuses de mutation du BRCA 1 ne développeront jamais de cancer du sein. Par opposition, lorsqu'il s'agit d'une patiente *déjà* atteinte d'un cancer du sein et porteuse de la mutation, le risque au niveau du sein controlatéral est proche de 100 %. Il est donc essentiel de différencier les patientes actuellement indemnes de cancer et à haut risque car porteuses d'une mutation de BRCA 1, des patientes porteuses de la même anomalie génétique et ayant déjà développé un cancer du sein.

Sous peine de n'avoir d'autre utilité que d'inquiéter les patientes explorées ainsi que leur entourage familial, la détermination d'un risque génétique élevé se devrait théoriquement d'aboutir à une attitude pratique, notamment préventive. En l'état actuel des choses, et en matière de cancer du sein, les principales actions envisageables face à un risque élevé restent le dépistage du cancer à un stade précoce (ce qui ne signifie pas systématiquement un meilleur pronostic) et la mastectomie bilatérale prophylactique (éventuellement associée à une ovariectomie). Proposer à une femme saine, mais à haut risque, une mastectomie bilatérale préventive ne constitue certainement pas une décision facile et anodine. Actuellement 51 % des femmes porteuses d'une mutation identifiée acceptent la mastectomie bilatérale et 64 % d'entre elles acceptent l'ovariectomie. Des études de chimioprévention sont actuellement en cours (*cf. supra*). C'est pourquoi il importe que tout conseil génétique en matière de cancer du sein soit la conséquence d'une démarche active et concertée, et qu'il s'associe à une information claire, où le risque doit être déterminé avec toutes les nuances liées aux incertitudes concernant la pénétrance du gène : en l'absence actuelle de test permettant de déterminer avec certitude l'âge de survenue du cancer, et sachant qu'on peut estimer qu'une femme sur cinq porteuse du gène BRCA 1 muté est susceptible de vivre jusqu'à 80 ans sans développer cliniquement de cancer du sein, la décision chirurgicale préventive ne peut véritablement venir que de la patiente elle-même, dûment informée.

Quelle est la place de la chirurgie préventive?

Cette place est controversée et, en tout état de cause, encore peu importante actuellement en France. Les différents types d'interventions proposées ont pour objet la suppression du tissu mammaire chez une femme présentant un risque très élevé de développer un cancer.

Il s'agit donc de mastectomies, mais particulières puisque par définition il n'y a pas chez ces patientes d'état néoplasique avéré. Elles ne comportent pas de curage ganglionnaire.

La mastectomie sous-cutanée enlève théoriquement la totalité du tissu mammaire tout en respectant la peau, l'aréole et le mamelon. En fait sa réalisation est relativement imprécise quant à la quantité de tissu mammaire éventuellement ignoré. On estime que cette intervention laisse en place 3 à 5 % de tissu mammaire en particulier en zone rétro aréolaire, ce qui peut être considéré comme un risque inacceptable.

La mastectomie avec conservation de l'étui cutané (*skin sparing mastectomy*) diffère de la précédente car elle sacrifie l'aréole et le mamelon, ce qui la rend plus sûre en termes de qualité d'exérèse, mais pose bien sûr des problèmes esthétiques et psychologiques spécifiques notamment dus au sacrifice de la plaque aréolomamelonnaire.

Ces interventions ne peuvent se concevoir à l'époque actuelle qu'assorties d'une reconstruction immédiate, par prothèse rétropectorale ou par comblement du sac cutané mammaire par un lambeau myocutané.

Elles peuvent parfois être de réalisation complexe, en particulier quand le sein était initialement très volumineux ou très ptôsé.

Ce type de chirurgie préventive est actuellement plutôt proposé à des patientes ayant déjà eu un cancer du sein et porteuses d'une mutation du gène BRCA 1, ce qui leur confère un risque de cancer controlatéral proche de 100 %. En revanche, en l'absence d'antécédent personnel de cancer du sein, et devant une patiente avec mutation du BRCA 1, le risque cumulé de développer un cancer du sein est d'environ 80 %, mais il s'agit d'un risque cumulé sur la vie entière de la patiente : la suppression mammaire (et éventuellement ovarienne) bilatérale préventive dans cette situation se discute cas par cas de manière collégiale et la décision ne saurait en être prise sans une concertation multidisciplinaire complète et prolongée. Plusieurs études sont en cours qui permettront dans les années à venir de mieux déterminer les indications de cette chirurgie.

2 | DIAGNOSTIC

CLINIQUE

Comment mener un examen clinique des seins ?

L'examen clinique, en sénologie comme dans d'autres domaines médicaux, a tout intérêt à être aussi systématique et stéréotypé que possible afin de ne pas omettre certains éléments dont la présence ou l'absence pourraient être importantes.

L'interrogatoire, en particulier lors de la première consultation, doit recueillir un grand nombre de notions sur les antécédents et les facteurs de risque. De même, l'examen physique, mené dans plusieurs positions, de façon bilatérale, symétrique et comparative, sera effectué de façon aussi systématique.

Les principaux signes cliniques à rechercher comme étant particulièrement évocateurs d'un cancer sont les suivants :

À l'inspection, éventuellement à jour frisant, en position debout et assise, on recherchera la présence d'un méplat cutané, d'une inflammation localisée ou diffuse, d'une rétraction cutanée ou mamelonnaire d'apparition récente, d'une anomalie cutanée mamelonnaire, d'une asymétrie récente, d'un aspect de « peau d'orange », ou la présence de nodules dermo-épidermiques (nodules dits de perméation).

À la palpation, effectuée les doigts bien à plat, on recherchera l'existence d'un ou plusieurs nodules dont les caractères évocateurs de malignité sont les suivants :

– irrégularité, mauvaise limitation ;

– adhérence cutanée ou profonde ;

– consistance ferme voire dure ;

– il importe de consigner la taille, la localisation et les principales caractéristiques cliniques de ce(s) nodule(s) sur un schéma :

  - **la taille** doit être mesurée de façon aussi précise que possible, en millimètres,

  - **la localisation** doit être effectuée en respectant la nomenclature usuelle : supéro-externe, supéro-interne, inféro-externe, inféro-interne, central ou rétro-aréolaire, axillaire. Par exemple, une lésion siégeant à la verticale du mamelon ne doit pas être décrite comme siégeant dans le quadrant inférieur, mais *à l'union des quadrants inférieurs* ;

– existence d'un écoulement mamelonnaire d'autant plus évocateur qu'il serait uni-orificiel et sanglant ;

– présence éventuelle d'adénopathies par la palpation des creux axillaires en notant le cas échéant leur taille et leur mobilité.

Les résultats de l'examen clinique participent, dans l'hypothèse de la découverte d'une tumeur, à sa classification TNM et éventuellement PEV (*cf.* « Classification et facteurs de pronostic »).

L'ensemble de ces données cliniques permettra d'orienter l'étape diagnostique ultérieure après réalisation d'une mammographie et d'une échographie. Toutefois, le diagnostic éventuel de cancer du sein reste un diagnostic anatomopathologique : une hypothèse étiologique radioclinique doit impérativement être corroborée ou infirmée par une preuve histocytologique.

Que faire devant un écoulement mamelonnaire ?

Un écoulement mamelonnaire doit faire la preuve formelle de sa bénignité ou de sa malignité. Avant tout, il faut déterminer 2 éléments-clefs :

– l'écoulement est-il uni- ou bilatéral ?

– est-il ou non sanglant ?

Un écoulement clair ou lactescent bilatéral est en général sans signification pathologique locale et engage à rechercher une hyperprolactinémie d'origine médicamenteuse ou endogène.

À l'opposé, un écoulement unilatéral, surtout si *uni-orificiel* et *sanglant* est *a priori* suspect et doit être exploré. Une pathologie maligne n'est retrouvée que dans 5 % des cas.

Clinique

Déterminer la position du galactophore responsable, en reproduisant l'écoulement par expression du sein. Noter cette position sur un schéma ou par notation horaire (important si l'écoulement venait à se tarir).

Faire un étalement sur lame du produit d'écoulement, fixer et envoyer au laboratoire comme un frottis ou une cytoponction (valeur d'orientation : aucune signification si négatif).

Imagerie

La mammographie conventionnelle : bien que non spécifique, l'association d'une zone nodulaire même banale ou d'un foyer de microcalcifications avec un écoulement uni-orificiel est suspecte, surtout si l'image se projette dans la zone présumée de l'origine de l'écoulement.

L'échographie : elle peut montrer une ectasie galactophorique et parfois une image intraluminale si l'appareil a une définition suffisante.

La galactographie : elle est de réalisation difficile, parfois douloureuse, et de contribution inconstante. Elle peut montrer une image d'amputation partielle ou totale de la lumière du galactophore.

Chirurgie

La chirurgie est le plus souvent indispensable au diagnostic et permet :

– de trancher entre pathologie bénigne (papillome) et cancer;
– de tarir l'écoulement qui est souvent très mal vécu.

Techniquement, il s'agit d'une *pyramidectomie*, consistant en l'ablation en bloc du galactophore pathologique entre le mamelon et la périphérie.

Il est nécessaire d'avoir en préopératoire une certitude sur la position du galactophore responsable.

Il est déconseillé de faire un examen histologique extemporané car les lésions sont souvent millimétriques. Le diagnostic prendra donc plusieurs jours.

La cicatrice est péri- voire intra-aréolaire, souvent peu visible.

Que faire devant une rétraction mamelonnaire?

La rétraction mamelonnaire est un symptôme hautement évocateur de cancer du sein, surtout si elle est unilatérale et d'apparition récente.

Elle engage à rechercher activement une lésion mammaire par les moyens habituels cliniques et radiologiques.

En cas de négativité, l'origine de la rétraction est souvent une pathologie inflammatoire chronique ancienne. Une surveillance très attentive est toutefois nécessaire pour ne pas méconnaître une lésion maligne débutante.

Dans le cas d'une rétraction sans caractère originellement pathologique prouvé, et en particulier dans les rétractions congénitales, il existe parfois une demande de correction, soit dans un but purement esthétique, soit en raison d'une gêne à l'allaitement. L'indication peut également provenir de l'existence de lésions de macération locale due à la rétraction.

Cette correction chirurgicale entraîne parfois une impossibilité d'allaitement car elle peut nécessiter une section de plusieurs canaux galactophores terminaux.

Qu'est-ce qu'un cancer inflammatoire?

En France, la définition d'un tel cancer est essentiellement clinique et correspond aux classifications PEV 2 et PEV 3.

Il s'agit d'une entité représentant de 5 à 10 % des cancers du sein, se caractérisant par une évolution rapide et agressive, dont le pronostic, dominé par le risque métastatique, reste très sévère.

Les principaux éléments du diagnostic associent :

– manifestations inflammatoires cutanées d'évolution récente et rapide, soit isolées, soit associées à la perception d'un ou plusieurs nodules : œdème, érythème, chaleur cutanée, localisés ou diffus à l'ensemble de la glande, pouvant réaliser dans ce cas l'aspect classique de *mastite carcinomateuse*. Le diagnostic peut être difficile avec une mastite infectieuse ou avec une *mastite à plasmocytes* ou ectasie canalaire sécrétante;
– en mammographie : on peut noter un épaississement cutané localisé ou diffus, associé à une glande mammaire très dense, se traduisant par une

opacité diffuse, relativement uniforme, pouvant masquer les signes tumoraux classiques ;
– l'échographie occupe une place de choix, pouvant permettre de localiser la tumeur et de guider un éventuel geste biopsique.

Le diagnostic anatomopathologique sera porté après biopsie le plus souvent à l'aiguille. Il s'agit généralement de carcinomes canalaires infiltrants de haut grade histopronostique (SBR 3) et dont les récepteurs hormonaux sont en règle négatifs.

Principes thérapeutiques

Les carcinomes inflammatoires constituent une entité clinique tout à fait à part dans le cadre des tumeurs malignes du sein et doivent être considérés comme une maladie d'emblée générale imposant une chimiothérapie première dite néoadjuvante. Il s'agit d'une urgence thérapeutique.

La séquence thérapeutique la plus consensuelle associe un protocole chimiothérapique d'induction comportant une anthracycline suivi d'un traitement locorégional associant la plupart du temps une mastectomie avec ou sans radiothérapie, complétées par une chimiothérapie adjuvante et une hormonothérapie.

L'introduction de la chimiothérapie dans la stratégie thérapeutique a permis d'améliorer la survie sans récidive à 5 ans des formes inflammatoires puisque de 5 % après traitement locorégional exclusif, elle se situe désormais aux environs de 40 à 50 %.

En raison de la grande chimiosensibilité de ces formes inflammatoires, et d'un éventuel effet dose-réponse, certaines équipes évaluent actuellement l'intérêt de *chimiothérapies intensives* dans cette indication.

IMAGERIE

Comment peut-on juger de la qualité d'une mammographie ?

La mammographie est l'examen paraclinique de référence pour le diagnostic de cancer du sein.

La qualité d'une mammographie dépend de multiples facteurs : du type d'appareillage, du choix des couples film-écran, du traitement des films, de l'entretien du matériel, de la technique d'examen (positionnement, qualité de la compression, nombre d'incidences, etc.), des conditions de lecture et de l'expérience de l'examinateur.

À l'exigence de qualité s'associe la nécessité de limiter autant que faire se peut la dose d'irradiation sans trop nuire à la qualité des images.

On pratiquera la mammographie de préférence en première moitié de cycle.

Les 2 clichés de référence par sein sont une face et un oblique externe. Ces clichés seront réalisés avec une compression efficace et non douloureuse du sein.

Les critères de qualité des clichés sont les suivants :

– chaque cliché doit être identifié, daté et bien marqué (Droit — Gauche — Face — Profil — Oblique — Externe — Haut — Bas);

– le cliché ne doit comporter aucun artefact (poussière, trace de doigt, émulsion arrachée) et un flou aussi réduit que possible;

– la pénétration des clichés doit être suffisante pour permettre de détecter des microcalcifications dans des zones denses;

– le contraste doit être de qualité afin de pouvoir distinguer les différentes structures composant le sein;

– les clichés doivent être rigoureusement symétriques;

– sur les clichés de face, le bord postérieur du film doit être le plus près possible de la paroi thoracique, et le côté externe du sein doit être bien tiré (le maximum de glande est situé dans le quadrant supéro-externe). La graisse rétromammaire doit être visible;

– sur les clichés de profil, le sillon sous-mammaire doit être visible et le mamelon saillant;

– sur les clichés en oblique externe, le muscle grand pectoral doit être visible en haut et en arrière, avec un bord antérieur rectiligne;

– le compte rendu radiologique doit être complet, c'est-à-dire qu'il doit comporter un certain nombre d'indications positives ou négatives et une conclusion exploitable et au besoin directive;

– il est important de signaler que les nouveaux films utilisés en mammographie sont plus contrastés que les anciens et nécessitent des négatoscopes plus puissants, expliquant l'aspect trop « sombre » des clichés sur les négatoscopes traditionnels.

Contrôle de qualité

Les études qui ont été faites sur de nombreuses installations (États-Unis, Grande-Bretagne, Suisse, Hollande, etc.) ont montré de très importantes variations de qualité et de dose d'un centre à l'autre, même lorsque l'équipement est identique (variation de dose d'un à dix et de qualité du simple au double). Il paraît donc utile de prévoir un programme de contrôle de qualité de l'ensemble de la chaîne mammographique lors de la mise en route de l'installation, puis à intervalles réguliers portant sur la qualité des examens et la dose. La généralisation des campagnes de dépistage a permis grâce à un cahier des charges très rigoureux une progression très sensible de la qualité de cet examen.

À quel âge et avec quelle fréquence doit-on faire des mammographies?

Chez les femmes de plus de 50 ans, l'intérêt des mammographies systématiques de dépistage (tous les 2 ans) ne fait plus aucun doute. Le bénéfice réel de ces mammographies est cependant difficile à évaluer, mais il semble qu'elles permettent une réduction significative du nombre de décès par cancer du sein, cette réduction du risque de mortalité pouvant atteindre 30 %. Il faut distinguer les deux situations différentes que sont le dépistage individuel et le dépistage systématique de masse.

Mammographie de dépistage individuel

En l'absence de facteur de risque particulier, il apparaît souhaitable de réaliser la première mammographie systématique de dépistage individuel à partir de 40 ans. Les mammographies ultérieures seront ensuite réalisées environ tous les deux ans.

S'il existe un risque familial, on considère que la première mammographie doit être effectuée environ 5 ans avant l'âge de l'apparition du cancer familial, puis environ tous les 2 ans ou tous les ans. Cette fréquence et l'âge de début doivent être adaptés en fonction de la gravité du risque relatif personnel.

L'examen sera toujours bilatéral et comportera au minimum 2 incidences par sein (Face — Oblique externe).

Mammographies des campagnes de dépistage de masse

Le dépistage du cancer du sein comporte un examen clinique et une mammographie comportant 2 incidences par sein (Face et Oblique externe) plus ou moins complétées par des incidences complémentaires (profil, localisé, agrandissement). Les examens sont interprétés par le premier lecteur (radiologue ayant réalisé les clichés), et la conclusion doit comporter le résultat selon la classification BIRADS de l'*American College of Radiology* (ACR) pour chaque sein (*cf. infra*). En l'absence d'anomalie suspecte à la première lecture (ACR 1 ou 2), les clichés sont adressés au centre de dépistage départemental pour faire l'objet d'une seconde lecture. Si les deux interprétations sont concordantes, les clichés sont renvoyés à la patiente via le centre de radiologie initial. En cas de discordance, un troisième lecteur donne un avis sur la conduite à tenir (surveillance, explorations complémentaires, prélèvement histologique…) et renvoie la patiente vers le radiologue premier lecteur qui effectue le bilan complémentaire. En cas de lésion classée d'emblée ACR 3, 4, ou 5, la patiente est sortie du dépistage pour entrer dans le circuit « diagnostic » et est dirigée avec ses clichés vers son médecin traitant.

Le dépistage concerne toutes les femmes entre 50 et 69 ans (74 ans pour les femmes ayant déjà bénéficié d'une mammographie dans le cadre du dépistage avant 69 ans). L'intervalle entre 2 examens est de 2 ans minimum. Les mammographies prises en charge en totalité par la Caisse primaire d'Assurance maladie (CPAM) du département sont réalisées dans les cabinets de radiologie publics ou privés agréés astreints à une formation à la lecture des mammographies de dépistage et à un cahier des charges strict en particulier sur le contrôle qualité des appareils. Les patientes reçoivent chez elles une convocation pour un examen de dépistage à réaliser dans le centre de leur choix. Les radiologues agréés s'engagent également à proposer systématiquement aux femmes adressées par leur médecin traitant en dehors du cadre du dépistage d'être incluses dans celui-ci — elles bénéficieront alors de la mammographie prise en charge par la CPAM et de la deuxième lecture. La mammographie numérique plein champ n'a pas à l'heure actuelle l'agrément pour le dépistage. On estime entre 60 et 70 % le nombre de femmes de la tranche d'âge 50-69 ans nécessaire dans le cadre d'une campagne pour observer une diminution de la mortalité par cancer du sein.

Quels sont les signes mammographiques d'un cancer du sein ?

Il ne saurait être question ici de traiter l'intégralité d'une question aussi vaste, qui pourrait faire à elle seule l'objet d'un volumineux traité. Nous nous contenterons d'énumérer les éléments les plus classiques et les plus constants, en renvoyant le lecteur aux ouvrages spécialisés pour approfondir la question.

La lecture d'une mammographie doit se faire en comparant l'aspect des deux seins, mais également en comparant l'aspect actuel à celui des documents antérieurs. Il est donc important de demander aux patientes de conserver leurs mammographies et de les rapporter à chaque nouvel examen, l'idéal étant que les documents successifs soient issus de la même installation.

Les signes mammographiques du cancer du sein peuvent être évidents, mais ils sont parfois discrets voire à la limite de la visibilité.

Certains cancers n'ont aucune traduction mammographique, particulièrement dans le cas de femmes jeunes, à seins denses ou mastosiques. L'échographie mammaire devant toute anomalie clinique sans preuve mammographique prend alors toute son importance.

Une anomalie mammographique devra être retrouvée sur deux incidences orthogonales afin d'éliminer des images construites et surtout de localiser l'image dans le sein.

Les aspects les plus fréquents sont les suivants :

– *l'opacité stellaire* (fig. 2.1). C'est la traduction mammographique la plus classique du cancer du sein. Elle est constituée d'un centre dense associé à une collerette de spicules plus ou moins longues. La mesure des dimensions de la lésion est fondamentale car elle participe à la stratégie thérapeutique. On doit mesurer l'ensemble de la lésion en partant de son centre jusqu'à l'extrémité visible des spicules. On recherchera des microcalcifications intra- et extratumorales, un halo clair périlésionnel, un épaississement et/ou une rétraction cutanée en regard de la lésion, une désorganisation architecturale, des adénopathies axillaires à centre dense ;

– *l'opacité nodulaire* (fig. 2.2) arrondie ou ovalaire à contours réguliers ou non. Elle peut parfois simuler une lésion bénigne (carcinome médullaire). Elle peut également présenter un bord en queue de comète, correspondant à des spicules localisés. *Une opacité à limites apparemment nettes* doit faire rechercher des signes évocateurs de malignité : densité élevée, perte partielle du contour, microcalcifications dans ou au voisinage de l'opacité ;

– *la désorganisation architecturale* (fig. 2.3 A et B). Il s'agit d'une image d'interprétation relativement complexe, associant des aspects de désaxation et de convergence des travées fibreuses ;

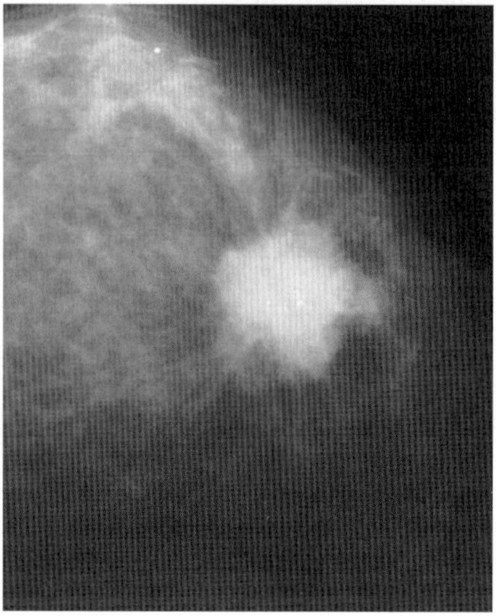

Fig. 2.1 *Surcroît d'opacité spiculé associé à des microcalcifications ACR 5 : carcinome canalaire infiltrant.*

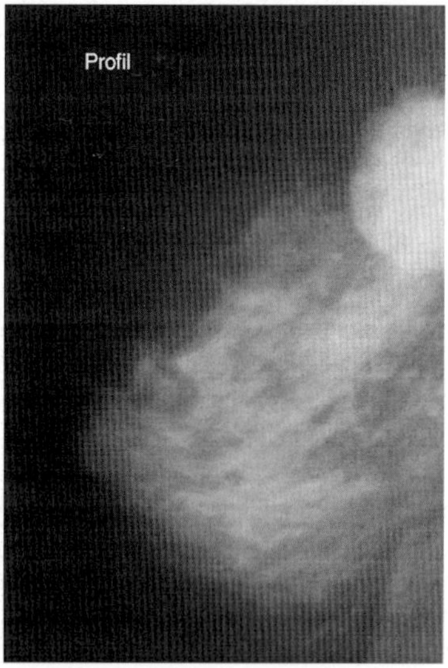

Fig. 2.2 *Opacité non liquidienne ronde ou ovale aux contours lobulés ACR 4 : carcinome canalaire infiltrant grade SBR II.*

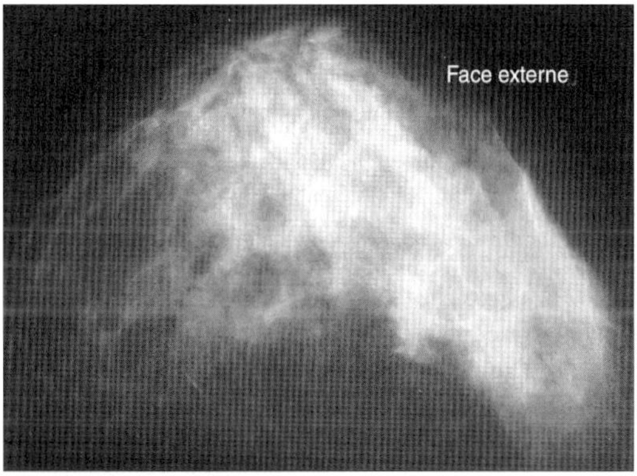

A.

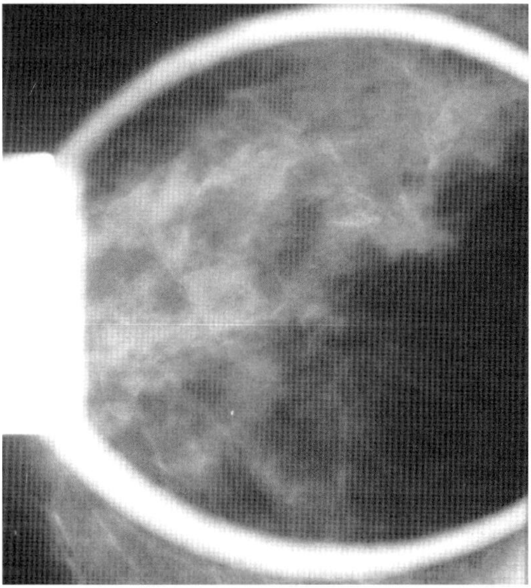

B.

Fig. 2.3 *Surcroît de densité partiellement masqué par la glande à limite convexe A. persistant sur le cliché en compression, B. ACR 4 : carcinome canalaire infiltrant grade 1.*

– *les microcalcifications.* Elles peuvent être associées à une opacité tumorale ou à l'inverse être isolées, sans opacité tumorale et sans tumeur palpable. Elles sont alors le seul marqueur radiologique d'un cancer infraclinique. Les aspects possibles des microcalcifications sont très polymorphes. Il faut rechercher des critères de malignité parmi les suivants : forme vermiculaire ou granulaire irrégulière, polymorphisme, taille et densité différentes, nombre important, regroupement en foyer, foyer de forme triangulaire à sommet mamelonnaire (*cf. infra*).

Qu'est ce que la classification BIRADS de l'*American College of Radiology* (ACR) ?

L'ACR a établi une classification nommée BIRADS des lésions radiologiques adaptée en français par l'Agence nationale d'accréditation et d'evaluation sanitaire (ANAES) (tableau 2.I). Cette classification doit actuellement être substituée à la classification de Legal sur les microcalcifications, et être utilisée systématiquement dans la conclusion d'un examen mammographique. Les anomalies sont classées de 1 à 5 en fonction de leur degré de suspicion : ACR 1 : mammographie normale, ACR 2 : anomalie bénigne, ACR 3 : anomalie probablement bénigne nécessitant une surveillance à court terme, ACR 4 : anomalie indéterminée ou suspecte devant faire l'objet d'un prélèvement histologique, ACR 5 : lésion évocatrice de cancer nécessitant une exérèse.

Dans le cadre de la campagne de dépistage, en cas de deuxième lecture discordante avec la première, certains examens peuvent être classés ACR 0 c'est-à-dire nécessitant un bilan complémentaire (réalisation de clichés localisés, agrandis, échographie) avant d'être à nouveau classés. Cette classification en 5 catégories ne tient pas compte de l'ancienneté des images. Les anomalies ACR 3 seront souvent reclassées ACR 2 si elles sont présentes et stables depuis plusieurs années, ou si elles sont d'allure bénignes à l'échographie (notamment les lésions liquidiennes kystiques).

Que faire devant une lésion classée ACR 3, 4 ou 5 ?

ACR 3 : lésion probablement bénigne

Une surveillance clinique et radiologique est recommandée, en l'absence de facteur de risque particulier et lorsqu'elle est possible. Le premier contrôle a lieu 4 à 6 mois après la découverte de la lésion, puis à nouveau 4 à 6 mois plus tard, (4 mois pour les opacités, 6 mois pour les microcalcifications), puis à 1 an avant de reprendre le dépistage normal tous les 2 ans. En cas de modification des images, la lésion est alors classée ACR 5 en particulier en présence de microcalcifications évolutives. Elle doit alors faire l'objet d'une exérèse chirurgicale.

ACR 4 : lésion indéterminée ou suspecte

Ces images doivent faire l'objet d'un prélèvement histologique.

Les ponctions à l'aiguille pour cytologie sous échographie ou en stéréotaxie ne sont pas indiquées pour l'exploration de microcalcifications ou d'opacité sans centre dense, de distorsion architecturale ou d'asymétrie de densité focalisée. Les résultats doivent être interprétés avec prudence et les prélèvements réalisés par des équipes (radiologues et cytologistes) entraînées. Il est recommandé d'assurer un diagnostic histologique soit chirurgical, soit par le biais de techniques interventionnelles non chirurgicales devant une opacité ou des microcalcifications (microbiopsies stéréotaxiques, *Mammotome, cf. infra*).

Tableau 2.I. *Classification ACR*

ACR 0	Investigations complémentaires nécessaires Comparaison aux documents antérieurs, échographie, clichés complémentaires...
ACR 1	Mammographie Normale
ACR 2	Anomalie bénigne : aucune surveillance ni examen complémentaire Opacité ronde avec macrocalcifications (adénofibrome ou kyste) Ganglion intramammaire Opacité ronde typiquement kystique en échographie Image de densité graisseuse ou mixte (lipome, hamartome, galactocèle, kyste huileux) Cicatrice connue et calcification sur matériel de suture Macrocalcification sans suropacité Microcalcifications annulaires ou arciformes, semi-lunaires, sédimentées, rhomboédriques Calcifications cutanées et calcifications punctiformes régulières diffuses
ACR 3	Anomalie probablement bénigne : surveillance à court terme Microcalcifications rondes ou punctiformes régulières ou pulvérulentes, peu nombreuses, en petit amas rond isolé Petit amas rond ou ovale de calcifications amorphes, peu nombreuses, évoquant un début de calcification d'adénofibrome Opacité bien circonscrite, ronde ou ovale ou discrètement polycyclique sans microlobulation, non calcifiée, non liquidienne en échographie Asymétrie focale de densité à limites concaves et/ou mélangée à de la graisse
ACR 4	Anomalie indéterminée ou suspecte : vérification histologique Microcalcifications punctiformes régulières nombreuses et/ou groupées en amas aux contours ni ronds ni ovales Microcalcifications pulvérulentes groupées et nombreuses Image spiculée sans centre dense Opacité non liquidienne ronde ou ovale aux contours lobulés, ou masqués, ou ayant augmenté de volume Distorsion architecturale en dehors d'une cicatrice connue Asymétrie ou surcroît de densité localisé à limites convexes ou évolutif
ACR 5	Anomalie évocatrice de cancer Microcalcifications vermiculaires, arborescentes, ou microcalcifications irrégulières, polymorphes ou granulaires nombreuses et groupées Groupement de microcalcifications de topographie galactophorique Microcalcifications associées à une anomalie architecturale ou à une opacité Microcalcifications groupées ayant augmenté en nombre ou dont la morphologie est devenue suspecte Opacité mal circonscrite aux contours flous et irréguliers Opacité spiculée à centre dense

La classification en 6 catégories des images mammographiques selon le système BIRADS de l'ACR (ANAES/Service des recommandations et références professionnelles/février 2002).

La conduite à tenir devra être discutée de façon collégiale dans des structures pluridisciplinaires disposant des compétences et des moyens nécessaires à la prise en charge de lésions mammaires.

ACR 5 : lésion évocatrice de cancer

Une exérèse est indispensable, plus ou moins précédée d'un diagnostic histologique par techniques interventionnelles non chirurgicales afin de préciser la stratégie thérapeutique.

Quels sont les signes échographiques d'un cancer du sein ?

L'échographie mammaire est un examen de deuxième intention dont l'importance en pathologie mammaire est considérable en tant que complément de la clinique et de la mammographie. C'est un examen indolore, non irradiant et très contributif pour peu qu'il soit réalisé par un opérateur entraîné.

L'examen sera conduit avec une sonde haute fréquence ($\geq$ 7,5 MHz).

Le sein se présente sur l'écran comme la superposition de trois couches. De la superficie à la profondeur on observe :

– le tissu cellulaire sous-cutané recouvert de la peau ;
– la glande ;
– le muscle.

Un cancer se présente en général comme une zone nodulaire solide hypoéchogène siégeant dans la glande (fig. 2.4) Les mensurations échographiques des nodules sont précises et fiables.

Les microcalcifications sont le plus souvent sans traduction échographique directe.

Quelques caractéristiques permettent de soupçonner la malignité d'un nodule :

– échostructure interne solide hypoéchogène hétérogène ;
– atténuation acoustique postérieure (fig. 2.5) ;
– nodule à contours bosselés, mal limité, irrégulier ;
– grand axe perpendiculaire à la surface de la peau ;
– épaississement cutané en regard, voire envahissement cutané et/ou musculaire ;
– perturbation ultrasonore péri lésionnelle (infiltration péritumorale) ;
– aspect figé : le nodule ne se déforme pas au passage de la sonde.

L'échographie a ses limites : les signes évocateurs de malignité sont diversement associés ; dans les aspects les moins typiques, un ou deux signes seulement sont présents et la malignité très incertaine.

Certains cancers peuvent totalement échapper à l'échographie : cancers de petite taille, particulièrement dans des seins volumineux ou en involution lipomateuse, qui sont d'étude techniquement difficile par ultrasons, la mammographie étant en revanche très efficace dans ces cas.

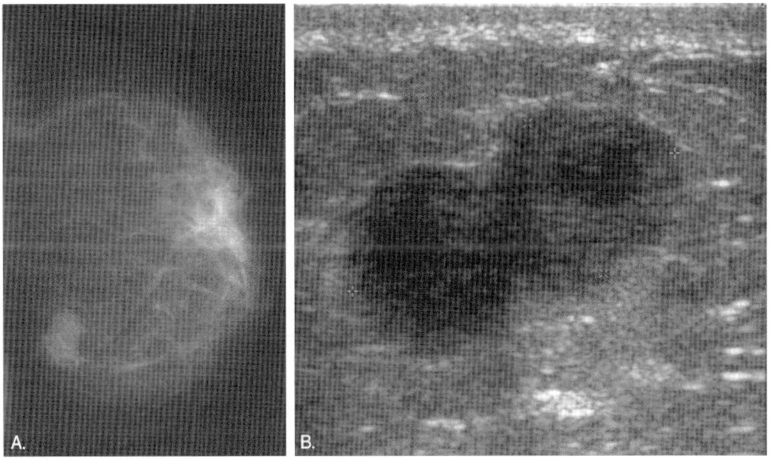

Fig. 2.4 *A. Surcroît de densité inférieur à limites convexes en mammographie ACR 4;*
B. nodule hypoéchogène mal limité : carcinome canalaire infiltrant grade 3.

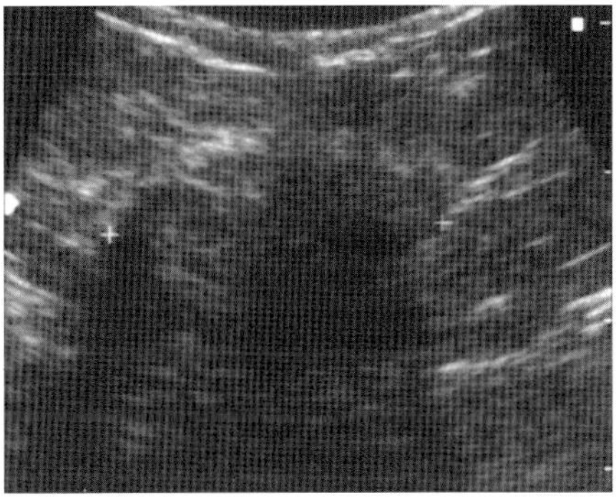

Fig. 2.5 *Échographie : nodule typiquement malin.*

Nodule solide, hypoéchogène, hétérogène, bosselé, mal limité, avec atténuation postérieure intense.

L'échographie est par contre très performante chez les femmes jeunes, dont les seins sont denses ou mastosiques (situations où la mammographie l'est beaucoup moins) et permet le diagnostic de cancers infraradiologiques (environ 15 % des cancers n'ont aucune traduction mammographique). Elle est utile au diagnostic des cancers inflammatoires où la mammographie est souvent peu contributive.

Mammographie et échographie apparaissent donc comme des méthodes complémentaires, chacune étant particulièrement performante là où l'autre l'est moins. Idéalement, toute prescription de mammographie devrait donc être accompagnée d'une demande de contrôle échographique, celui-ci devant en tout état de cause être réalisé au moindre doute.

Par ailleurs, l'échographie est un examen de choix dans la recherche de cancers sur prothèse et pour la surveillance des cancers du sein traités (régression tumorale sous chimiothérapie et/ou radiothérapie ou apparition d'une récidive après traitement conservateur sous forme d'une masse hypoéchogène).

On pourra également ponctionner ou faire un repérage pré- ou per-opératoire d'une lésion infraclinique sous contrôle échographique.

L'écho-Doppler couleur (EDC) est-il intéressant pour le diagnostic de cancer du sein ?

Lors de l'apparition de l'EDC, plusieurs études ont été entreprises pour essayer d'établir si cet examen permettait ou non de dire si un nodule était malin ou bénin et avec quelle fiabilité. Les résultats actuels sont fréquemment décevants : de même qu'avec la thermographie, examen aujourd'hui totalement abandonné, l'étude par EDC de la vascularisation ne permet pas actuellement de prédire de façon fiable la malignité d'un nodule. De nombreux cancers véritables, très peu cellulaires et majoritairement fibreux (squirrhes) ne donneront pas de signal couleur significatif alors que des formations bénignes très cellulaires et à croissance rapide auront un aspect beaucoup plus inquiétant. Cette imagerie est cependant en plein développement et sa place n'est pas sûrement établie.

Il est à signaler que l'EDC s'avère être un examen utile pour le diagnostic positif des récidives locales après traitement conservateur du cancer du sein. L'apparition de « produits de contraste » échographiques injectés au patient lors de l'examen ouvre des perspectives intéressantes pour la mise en évidence de la vascularisation tumorale.

Quel est l'intérêt de la radiographie numérisée ?

La mammographie numérisée se découpe en trois catégories de techniques en fonction de leur ancienneté et de leurs performances techniques :

– les **techniques de première génération** pour lesquelles nous ne disposons pas de données cliniques méthodologiquement satisfaisantes pour affirmer l'équivalence diagnostique avec la mammographie conventionnelle :

- les *écrans luminescents à mémoire* dont la résolution spatiale est très inférieure à celle obtenue en mammographie traditionnelle avec le couple film-écran,
- la *numérisation secondaire d'un film mammographique conventionnel* ;

– les **techniques de deuxième génération** ou technique de *numérisation directe plein champ*, dont les études suggèrent des performances diagnostiques identiques à la mammographie conventionnelle. Les études sont actuellement en cours pour confirmer les performances de la mammographie numérique plein champ dans les campagnes de dépistage du cancer du sein. Par ailleurs sont également disponibles des logiciels automatisés d'aide au diagnostic permettant de reconnaître automatiquement un certain nombre d'anomalies sur les clichés (microcalcifications, surcroît d'opacité…). Leur impact exact est encore à évaluer, mais les premières études suggèrent un bénéfice diagnostique.

Le scanner, l'IRM et le TEP Scan sont-ils utiles au diagnostic de cancer du sein ?

La définition du scanner, très inférieure à celle de la mammographie, disqualifie totalement cet examen pour le diagnostic de cancer du sein, les seules indications à sa prescription restant le bilan d'extension pariétale des tumeurs volumineuses et, bien sûr, le bilan d'extension métastatique.

En revanche l'IRM (imagerie par résonance magnétique) (fig. 2.6) semble beaucoup plus prometteuse, en particulier dans les cas de diagnostic difficile. Il apparaît en effet que cet examen est particulièrement utile pour faire le diagnostic de malignité là où le couple mammographie-échographie est le moins performant : récidive après traitement conservateur, récidive sur reconstruction, apparition de zones carcinomateuses au sein d'une mastopathie à risque.

Le diagnostic différentiel entre bénin et malin repose avant tout sur le délai de prise de contraste au gadolinium : les carcinomes prennent rapidement et intensément le contraste (sensibilité > 97 %), l'absence de rehaussement de signal une minute après l'injection de gadolinium éliminant quasi totalement le diagnostic de malignité (moins de 3 % de faux négatifs).

Il est désormais possible, grâce à l'emploi d'antennes dédiées à la pathologie mammaire, d'améliorer la qualité et la sensibilité des examens, ainsi que de pratiquer des prélèvements biopsiques guidés sous IRM.

Par ailleurs l'IRM semble être l'un des meilleurs examens pour évaluer l'efficacité d'une chimiothérapie néoadjuvante, et définir ainsi la qualité de la régression tumorale avant traitement locorégional.

L'IRM malgré ses avantages certains reste toutefois encore un examen d'exception et ne saurait être envisagée en première intention, bien qu'elle soit en passe de prendre une place décisive dans le diagnostic des récidives locales après traitement conservateur et de la surveillance des femmes présentant une mutation d'un gène BRCA.

La place du TEP Scan (tomographie à émission de protons) dans le cancer du sein n'est pas encore bien définie. Cette technique utilise la reconnaissance des cellules tumorales grâce à leur consommation de glucose en injectant du glucose « marqué » c'est-à-dire radioactif en association avec une caméra spéciale qui identifiera les sites de fixation tumorale. L'examen peut être couplé avec un examen tomodensitométrique pour identifier plus précisément ces sites de fixation. L'indication actuellement reconnue pour le TEP scan dans le cancer du sein est l'ascension des marqueurs tumoraux sans point d'appel clinique ou radiologique, en particulier mammographique.

A

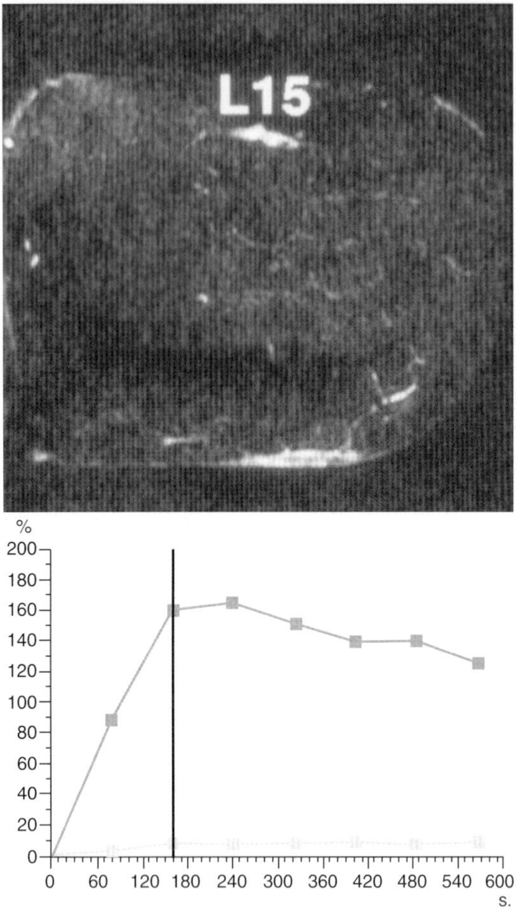

B

Fig. 2.6 *A. IRM séquence pondérée T1 2 minutes après l'injection de gadolinium et soustraction; B. courbe de rehaussement de la lésion en fonction du temps : prise de contraste intense précoce (> à 100 % à moins de 3 minutes), et phénomène de « wash-out » (décroissance du signal tardive) : carcinome canalaire infiltrant grade 2.*

Que faire devant des microcalcifications isolées, sans tumeur palpable ?

La constatation de l'existence de microcalcifications sur des clichés de mammographies est une situation qui devient de plus en plus fréquente avec la multiplication des clichés de dépistage et l'amélioration de la qualité du matériel.

La situation la plus typique est celle où existe un foyer isolé de microcalcifications en l'absence de tout point d'appel clinique et en particulier en l'absence de tumeur palpable. Bien entendu, les microcalcifications peuvent aussi bien cohabiter avec des signes cliniques ou radiologiques plus ou moins évocateurs, ce qui facilitera d'autant la démarche diagnostique.

La singularité des microcalcifications isolées est qu'elles sont parfois le stigmate d'une lésion maligne à un stade où l'on peut espérer être curateur dans près de 100 % des cas.

Toutefois, la grande fréquence avec laquelle elles sont retrouvées sur les mammographies en l'absence de toute lésion maligne (environ 80 % des microcalcifications sont bénignes) a conduit à proposer des modèles d'aide au diagnostic et à la décision. Ces modèles prennent en compte l'aspect morphologique des microcalcifications confronté aux données anamnestiques et séméiologiques, l'objectif étant de poser l'indication opératoire à bon escient : ne pas laisser de lésion maligne ignorée, sans pour autant opérer les patientes sans discernement.

La classification proposée par l'*American College of Radiology* (BIRADS) fait actuellement autorité (*cf.* tableau 2.I) et doit remplacer la classification de Legal. Elle permet de rattacher les microcalcifications à un sous-groupe parmi 4, avec une probabilité croissante de malignité (les mammographies classées ACR 1 sont normales et ne comportent donc aucune calcification), et d'adopter la même conduite à tenir que pour les opacités.

Outre l'aspect strictement morphologique des calcifications, un certain nombre d'arguments peuvent plaider en faveur d'un risque de malignité :

– le nombre élevé de micro calcifications (> 30) et leur aspect polymorphe;
– la présence de plusieurs foyers ou l'existence d'un foyer très étendu;

– le groupement des images avec une densité > 20/cm^2;

– la disposition arborescente, en particulier lorsqu'elles dessinent un aspect triangulaire à sommet mamelonnaire (fig. 2.7);
– l'âge de la patiente rentre également en ligne de compte dans les systèmes d'aide à la décision, un âge de plus de 50 ans étant considéré comme facteur de risque.

Il semble qu'une voie d'avenir soit par ailleurs tracée par les systèmes de décision assistée par ordinateur couplés à la numérisation de l'image mammographique.

À partir du moment où un doute raisonnable existe quant à la possibilité d'existence d'une lésion maligne en rapport avec l'image de microcalcifications, se pose donc le problème de la conduite à tenir : faut-il ou non biopsier, faut-il ou non opérer?

– le cas des calcifications ACR 2 est simple : l'absence totale de risque rend toute investigation supplémentaire inutile;
– à l'opposé, les calcifications classées ACR 4 rendent la vérification histologique indispensable, soit par des techniques d'imagerie interventionnelle, soit par chirurgie (fig. 2.8);

– en cas de calcifications classées ACR 5 c'est-à-dire fortement suspectes de malignité, l'indication opératoire est formelle, plus ou moins précédée d'un diagnostic histologique par les techniques d'imagerie interventionnelle (fig. 2.9);

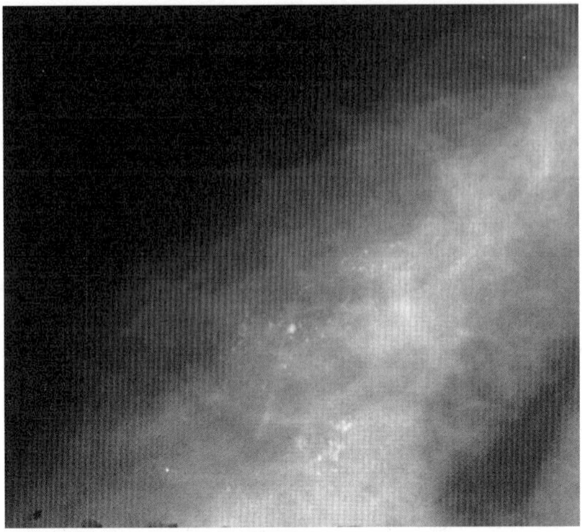

Fig. 2.7 *Microcalcifications granulaires irrégulières nombreuses à orientation intragalactophoriques ACR 5 : comédocarcinome.*

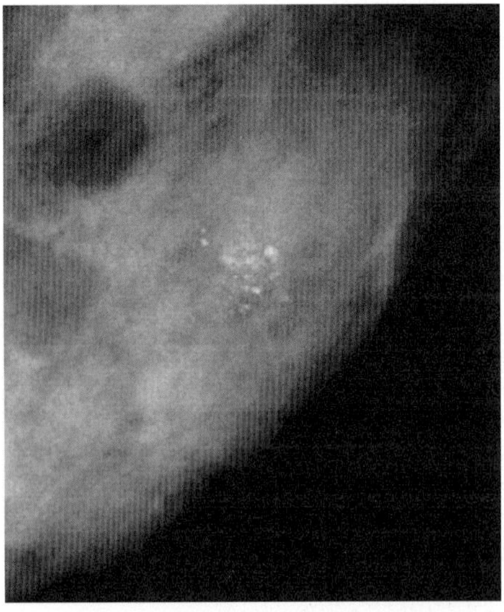

Fig. 2.8 *Microcalcifications granulaires irrégulières groupées peu nombreuses ACR 4 : carcinome canalaire* in situ.

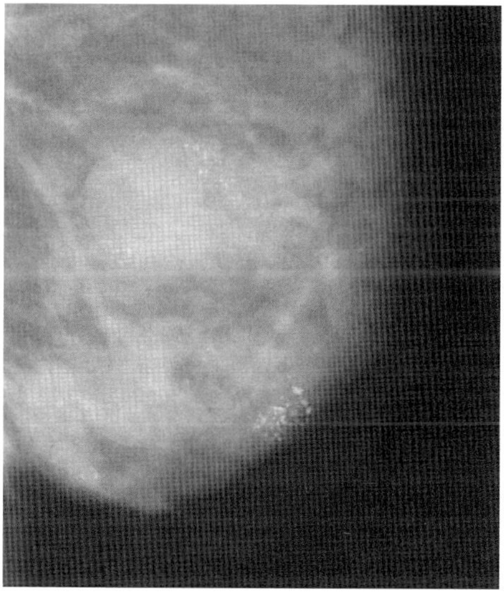

Fig. 2.9 *Microcalcifications nombreuses diffuses dont certaines sont vermiculaires branchées ACR 5 : carcinome canalaire* in situ.

– le cas des images ACR 3 est plus complexe et c'est là que peuvent intervenir les faisceaux d'arguments complémentaires concernant l'aspect général des foyers de microcalcifications ou les éléments cliniques tels que l'âge de la patiente et l'existence de facteurs de risque. L'attitude adoptée est alors largement fonction des habitudes de chaque équipe, mais dans ce domaine en particulier, il est fondamental que toute décision prise le soit de façon aussi collégiale que possible au sein d'une équipe multidisciplinaire.

Comment fait-on pour biopsier les lésions infracliniques ?

Une lésion infraclinique est par définition non-palpable : c'est un diagnostic d'imagerie. Il s'agit soit d'opacité suspecte, soit de micro calcifications La question devient très fréquente avec la généralisation des examens systématiques et surtout des clichés de dépistage.

L'aspect parfois hautement suspect de certaines images va indiquer d'emblée un geste chirurgical de biopsie. Ailleurs, en revanche, on souhaitera être rassuré sur une image douteuse par un prélèvement cyto- ou histologique, sans qu'il soit nécessairement besoin d'effectuer d'emblée un geste chirurgical d'exploration.

Premier cas : abord non chirurgical

On distingue schématiquement les prélèvements cytologiques et histologiques : un prélèvement à visée cytologique sera fait à l'aiguille fine et ne ramènera que des cellules et pas de fragment tissulaire. Cette technique ne fournit donc pas de renseignements sur l'organisation des tissus pathologiques étudiés et donc sur le type exact de cancer le cas échéant. Les prélèvements cytologiques doivent être effectués par une équipe entraînée. Ils peuvent être faussement rassurants en cas de négativité. Ils ne sont pas indiqués en cas de microcalcifications, d'opacité à centre clair, d'asymétrie de densité focalisée ou de distorsion architecturale. Ils peuvent par contre indiquer de façon assez fiable la présence de cellules malignes sur le prélèvement.

À l'opposé, un prélèvement à visée histologique va nécessiter la réalisation d'une « carotte » de tissu : il s'agit d'une véritable microbiopsie, effectuée soit à l'aide d'une aiguille spéciale type *TRU-CUT*, parfois couplée avec un « pistolet à biopsie », ou par forage (*drill-biopsie*), ou réalisée à l'aide d'une aiguille de plus gros calibre grâce à un système d'aspiration par le vide (*Mammotome*), le tout en règle sous anesthésie locale avec prémédication. Ces méthodes vont permettre une analyse anatomopathologie précise des lésions, ainsi que l'étude de facteurs de pronostic comme la détermination des récepteurs hormonaux. Les techniques d'imagerie interventionnelle destinées au repérage des lésions infracliniques permettent les deux méthodes.

Si la lésion est visible en *échographie*, on réalise en général une ponction ou une biopsie échoguidées. Le prélèvement peut s'effectuer soit à main levée, soit à l'aide d'un dispositif de couplage entre la sonde d'échographie et l'aiguille. Avec un opérateur entraîné, cette méthode est performante et le matériel recueilli est exploitable.

Si la lésion n'est visible qu'en *mammographie*, on effectue alors un geste stéréotaxique à l'aide d'un dispositif de repérage adapté sur le mammographe, permettant de repérer une lésion d'après sa position sur deux clichés orthogonaux [1]. La réalisation de prélèvements multiples (au moins 3) et le contrôle radiographique des prélèvements en cas de microcalcifications dans le matériel prélevé, sont des garanties importantes de qualité. Les microbiopsies stéréotaxiques ont une fiabilité très élevée avec un taux de faux négatifs très faible mais toutefois non nul, en particulier en cas de microcalcifications pour lesquelles certains préfèrent les biopsies de plus gros calibre type *Mammotome*.

Deuxième cas : nécessité d'une biopsie chirurgicale

Le prélèvement sera fait en règle sous anesthésie générale, éventuellement en ambulatoire.

Le radiologue va effectuer le matin ou la veille de l'intervention un *repérage* préopératoire, par échographie ou par mammographie selon les cas :

– soit en marquant la lésion à la peau ;

1. Deux types principaux d'appareils de repérage stéréotaxique existent actuellement. Le modèle le plus ancien et le plus répandu est adapté sur un mammographe conventionnel : la patiente est en position assise, le sein comprimé. Des modèles plus récents permettent de pratiquer l'examen en décubitus ventral sans compression, ce qui diminuerait sensiblement les effets, parfois importants, du stress.

– soit le plus souvent, en introduisant au contact de la lésion un repère métallique fin (« harpon ») que le chirurgien suivra jusqu'à arriver au niveau de la lésion à biopsier.

Une *radiographie de la pièce opératoire* doit être faite pour vérifier que l'on a bien enlevé la zone pathologique. Il s'agit d'un contrôle indispensable quant à la qualité de l'exérèse.

Quand la lésion est visible en *échographie*, si son repérage chirurgical s'avère difficile, on peut s'aider d'une échographie pré- ou per-opératoire.

CYTOLOGIE

Quelle est la technique de la cytoponction ?

Le principe de la cytoponction est de ramener, d'une zone supposée pathologique, du matériel cellulaire afin d'y diagnostiquer la présence de cellules malignes. Ce geste ne comporte pas de risque de contamination des tissus avoisinants.

La cytoponction d'un nodule palpable nécessite peu de matériel et peut être réalisée sans difficulté au cabinet médical. Hormis le franchissement de la peau, il s'agit d'un geste pratiquement indolore.

On aura besoin de :

– seringues à usage unique de 5 ou 10 cm^3 (ou plus si ponction de kyste volumineux) ;

– aiguilles fines type intramusculaires ;

– matériel pour frottis (lames de verre, fixateur, étui antichoc) généralement fourni par le laboratoire de cytologie ;

– désinfectant et compresses.

On commence par repérer attentivement la zone nodulaire, en la marquant au besoin d'un trait de crayon-feutre.

Après désinfection cutanée, on pique au plus près du nodule, avec l'aiguille seule. On peut s'aider de la main libre pour présenter les tissus à la rencontre de l'aiguille. Parfois, une sensation de résistance ou de léger « craquement » indique que l'on a pénétré dans le nodule. La ponction doit être effectuée dans plusieurs plans de l'espace à l'intérieur du nodule sans avoir à repiquer la peau. Il est préférable d'effectuer des cytoponctions radiées vis-à-vis de la lésion palpée. On fait monter le produit de ponction par des petits mouvements de va-et-vient ou des petits mouvements circulaires. L'aiguille se remplit alors par capillarité. Le contenu de l'aiguille est alors rincé dans un solvant fourni par le laboratoire. L'étalement direct sur lame, toujours possible, tend à être moins fréquemment utilisé.

Après ponction, on laisse une compresse collée imbibée de désinfectant sur l'orifice de ponction qui peut parfois très légèrement saigner (comprimer quelques minutes).

En cas de ponction d'un kyste, il faut prévoir une seringue volumineuse (≥ 20 cm³). La ponction doit être effectuée ici « le vide à la main » en réalisant une aspiration continue pendant la pénétration dans le tissu mammaire. L'irruption de liquide dans la seringue traduit la ponction du kyste. Il faut s'efforcer de ponctionner le kyste en totalité, ce qui est parfois difficile à évaluer cliniquement.

Certains injectent alors de l'air dans la poche du kyste afin de réaliser une kystographie aérique. Cette technique devient moins utile depuis que l'échographie renseigne de façon très précise sur la morphologie de la paroi des kystes.

Quelques cm³ du liquide ponctionné sont versés dans un flacon de formol et adressés au laboratoire de cytologie.

Quand faire une cytoponction ?

Le diagnostic des nodules palpables repose sur le triplet classique : clinique — imagerie — ponction.

La cytoponction doit être faite de préférence lorsque l'on est déjà en possession de la mammographie et de l'échographie (examens dont l'interprétation risquerait d'être perturbée par un éventuel hématome, risque au demeurant plus théorique que réel).

On la pratique en cas de tumeur palpable ou quand il existe une lésion inflammatoire ou encore pour évacuer un gros kyste douloureux. Si la lésion n'est pas palpable, il s'agit donc d'une lésion infraclinique ; sa ponction, si elle est indiquée, devra faire recourir aux techniques d'imagerie interventionnelle (*cf. supra*).

La cytoponction ne ramenant que du matériel *cellulaire* ne doit pas être confondue avec une microbiopsie qui, elle, ramène du tissu pathologique complet en vue de son interprétation anatomopathologie.

Des écueils sont à éviter.

Faux négatifs

Ils sont relativement fréquents et de causes multiples :

- ponction n'intéressant pas la lésion ;
- ponction intéressant la composante bénigne d'une lésion complexe ;
- ponction très hémorragique rendant la lecture difficile ;
- ponction ramenant un matériel nécrotique sans cellules étudiables ;
- ponction d'une tumeur maligne très différenciée, à cellules peu atypiques.

L'expérience de l'équipe est déterminante dans la fiabilité de la cytoponction : aussi bien l'expérience du préleveur qui doit souvent juger à l'œil nu de la qualité de son prélèvement, que celle du lecteur dont le rôle peut être très difficile. La réalisation du prélèvement par le cytologiste lui-même ou en sa présence permet de valider la qualité du produit de ponction.

La cytologie n'a de valeur que positive : si une indication chirurgicale semble formellement nécessaire au vu des seules données cliniques et radiologiques, il faut parfois ne pas faire de prélèvement, une cytologie négative risquant de rendre la malade ou son entourage réticents à l'intervention en raison d'une fausse impression de sécurité.

Faux positifs

Ils existent rarement. Une cytologie positive est toutefois à elle seule insuffisante pour porter l'indication d'un traitement lourd (mastectomie, chimiothérapie). Elle doit toujours être complétée par une biopsie à visée histologique et/ou par une biopsie chirurgicale.

HISTOLOGIE

Pourquoi et comment fait-on une microbiopsie?

Quand il est nécessaire d'avoir un diagnostic *histologique* et non seulement *cytologique*, on doit recourir au prélèvement d'un fragment du tissu pathologique.

En règle générale, cette biopsie se fait soit à main levée en cas de tumeur palpable, soit de façon couplée avec une technique d'imagerie interventionnelle s'il s'agit d'une lésion infraclinique (*cf. supra*).

L'anesthésie est soit locale, alors volontiers couplée avec une prémédication ou une neuroleptanalgésie, soit plus rarement générale.

On peut utiliser :

– soit des aiguilles à prélèvement tissulaire type *Tru-Cut*. Ces aiguilles doivent être de calibre suffisant (14 à 11 G) pour faciliter la lecture histologique. Elles sont de plus en plus souvent couplées à un système de déclenchement automatique du prélèvement qui permet de gagner sensiblement en précision et en qualité ;

– soit un système de forage tumoral rotatif (*drill-biopsie*). Cette technique qui donne une très bonne qualité de prélèvements est maintenant moins employée au profit de la biopsie au pistolet.

Quelle est la différence entre un carcinome canalaire infiltrant et un carcinome lobulaire infiltrant?

Ces deux tumeurs représentent la majorité des tumeurs invasives du sein.

Carcinome canalaire infiltrant (CCI)

Il est de loin le plus fréquent (80 % des cas). Il se présente le plus souvent selon l'aspect classique d'une lésion stellaire, dure, parfois rétractile (fig. 2.10). L'aspect microscopique est celui de tous les carcinomes glandulaires plus ou moins différenciés, ce que l'on traduit par le grade SBR (de I à III). Plus le grade sera élevé, plus la tumeur sera agressive (*cf.* «*Facteurs de pronostic*»).

Carcinome lobulaire infiltrant (CLI)

Il est moins fréquent (environ 10 %), et se définit par l'absence d'architecture glandulaire et par des cellules rondes et régulières (fig. 2.11). L'aspect très stéréotypé de la tumeur ainsi que la régularité de la cytologie, font que le grade est d'un intérêt pronostique plus faible dans le carcinome lobulaire que dans le canalaire. Il faut noter de plus une association très fréquente avec des lésions de carcinome lobulaire *in situ*. Classiquement, on décrit également un plus grand nombre de formes multifocales et bilatérales, ce qui ne semble pas confirmé par les études récentes si l'on s'en tient aux formes purement infiltrantes. Enfin, l'évolution du carcinome lobulaire conduit souvent à des localisations métastatiques particulières (ovaire, péritoine, orbite, méninges).

Qu'est-ce qu'un carcinome *in situ* du sein?

Il s'agit, comme pour les autres organes, d'une prolifération tumorale maligne épithéliale limitée à cet épithélium et n'ayant donc pas encore franchi la membrane basale, par opposition au carcinome *infiltrant*.

Les conséquences de la définition sont d'une part qu'il n'existe théoriquement pas de risque métastatique, et d'autre part que le risque évolutif à terme est l'apparition d'une tumeur infiltrante.

Le diagnostic de carcinome *in situ* peut être difficile, et conduire à des diagnostics par excès comme par défaut :

– par excès, il existe une graduation continue des lésions depuis l'hyperplasie simple jusqu'au carcinome in situ et la frontière de celui-ci avec l'hyperplasie atypique peut être difficile à évaluer;
– par défaut le risque est de méconnaître un contingent infiltrant de petite taille.

Le carcinome *in situ* du sein est divisé en 2 grands types : *carcinome canalaire in situ* ou carcinome intracanalaire (CCIS) et *carcinome lobulaire in situ* (CLIS). La distinction s'établit uniquement sur l'aspect cytologique et non sur la localisation; en effet les canaux et les lobules étant en continuité, un carcinome de l'un ou l'autre type peut très bien envahir les deux structures.

Carcinome canalaire in situ

Il est constitué de cellules de type canalaire plus ou moins atypiques, et se classe en 4 sous-types. On définit ainsi les types papillaire, cribriforme, massif et comédocarcinome.

Carcinome lobulaire in situ

Il se définit par des cellules monomorphes, à cytoplasme abondant et clair et à noyau central. L'architecture est uniformément massive en «sac de billes», et la nécrose est rare. Il est très souvent associé au carcinome lobulaire infiltrant.

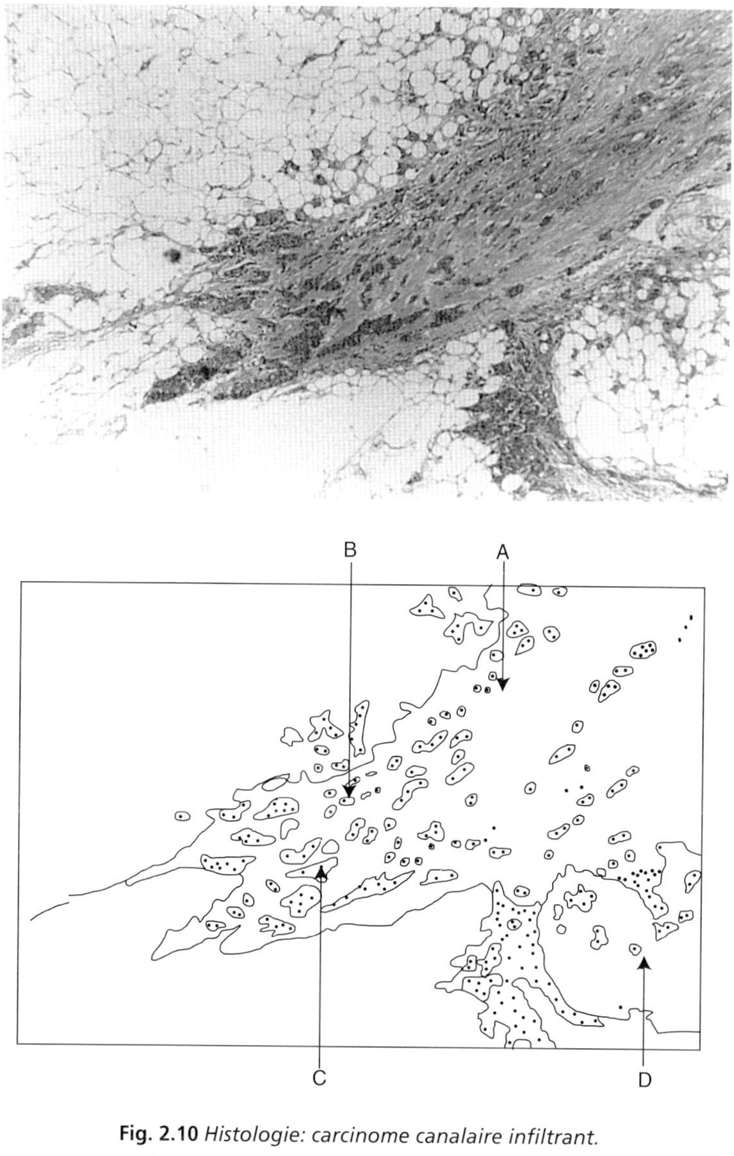

Fig. 2.10 *Histologie: carcinome canalaire infiltrant.*

Expansion tumorale rendant compte de la forme stellaire de la tumeur.
A. stroma fibreux; B. expansion tumorale; C. cordons et glandes carcinomateuses; D. envahissement du tissu adipeux.

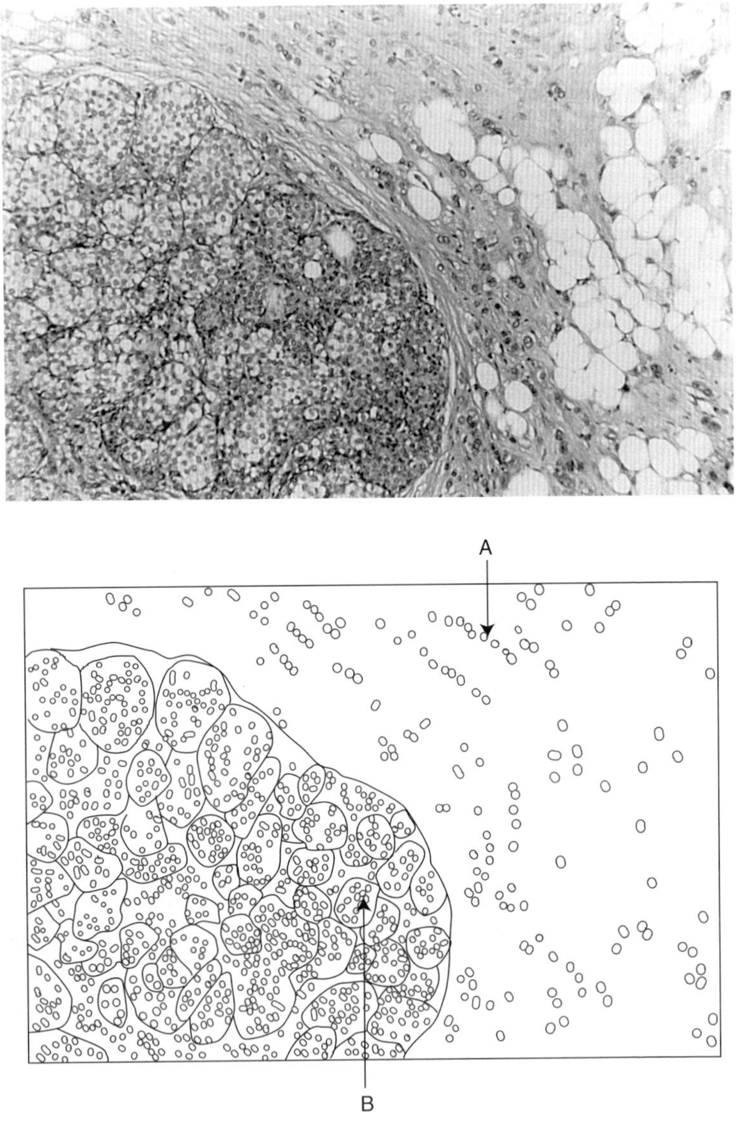

Fig. 2.11 *Histologie : carcinome lobulaire infiltrant et* in situ.

A. carcinome lobulaire infiltrant : cellules isolées ou en « file indienne » ; B. carcinome lobulaire *in situ :* acini dilatés en « sac de billes ».

Actuellement, on considère que l'évolution du CLIS vers un carcinome infiltrant n'est plus inéluctable, et ne se produirait que dans 8 à 10 % des cas. Ainsi, une surveillance simple est souhaitable en cas de CLIS pur, celui-ci étant alors considéré plus comme un facteur de risque que comme une lésion réellement maligne.

Qu'est-ce qu'un comédocarcinome ?

Originellement, la dénomination de comédocarcinome se réfère à l'aspect macroscopique de la lésion, consistant en des vermiotes blanchâtres faisant issue du tissu tumoral lorsqu'on le presse. Cette constatation correspond à la présence d'un matériel nécrotique dans les canaux galactophores, généralement symptomatique d'un carcinome intracanalaire. Cet aspect est quasi pathognomonique, l'aspect pâteux de la nécrose ne se retrouvant pas dans les affections inflammatoires ou dystrophiques (fig. 2.12).

En pratique, la dénomination actuelle de comédocarcinome correspond au grade le plus élevé des carcinomes canalaires *in situ*. Il peut être associé à un carcinome canalaire infiltrant.

Le comédocarcinome est le plus souvent associé à un aspect mammographique caractéristique, avec des plages parfois très étendues de microcalcifications en bâtonnets correspondant au type 5 de Legal ou au classement ACR 5 de la classification BIRADS (*cf. supra*).

L'existence de lésions de comédocarcinome est corrélée avec un risque élevé de rechute locale précoce en cas de traitement conservateur.

Qu'est-ce qu'une tumeur phyllode ?

Comme pour les adénofibromes, il s'agit d'une double prolifération épithéliale et conjonctive, représentant de 0,3 à 4 % de l'ensemble des tumeurs du sein chez la femme. Les tumeurs phyllodes surviennent essentiellement au cours de la quatrième décennie de la vie, soit entre 35 et 55 ans, pour un âge médian de 40 ans. Elles se distinguent des adénofibromes (ou fibroadénomes) par leur aspect histologique caractéristique : tumeur molle avec aspect foliacé, dysharmonie fibroépithéliale avec prédominance de la composante conjonctive. Leur évolution est imprévisible. Tous les intermédiaires sont possibles entre la forme sûrement bénigne de type fibroadénome jeune (type I de Contesso) et le sarcome mésenchymateux (type IV). L'évolution est primitivement locale et la récidive est la règle, presque toujours sous une forme histologique aggravée par rapport à l'atteinte précédente.

Qu'est-ce qu'une maladie de Paget du mamelon ?

La maladie de Paget se traduit cliniquement par une lésion persistante du mamelon, d'aspect croûteux, eczématiforme. La lésion histologique consiste en l'envahissement de l'épiderme mamelonnaire par des cellules tumorales glandulaires. La lésion est spécifique et doit être distinguée de l'envahissement par contiguïté de la peau par une volumineuse tumeur infiltrante : les

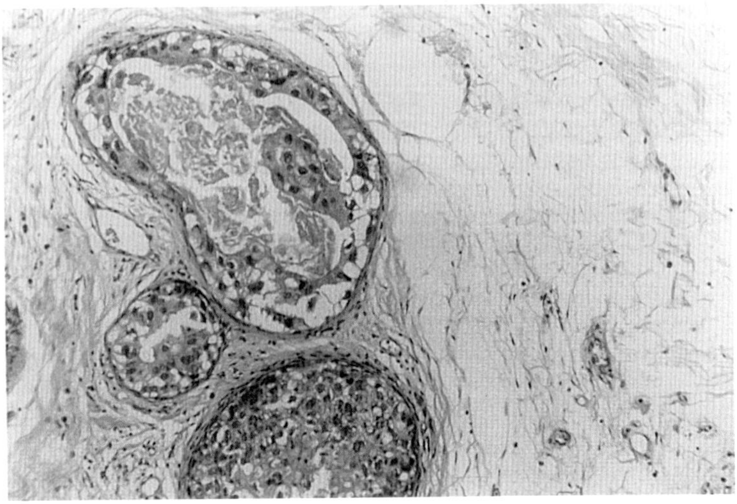

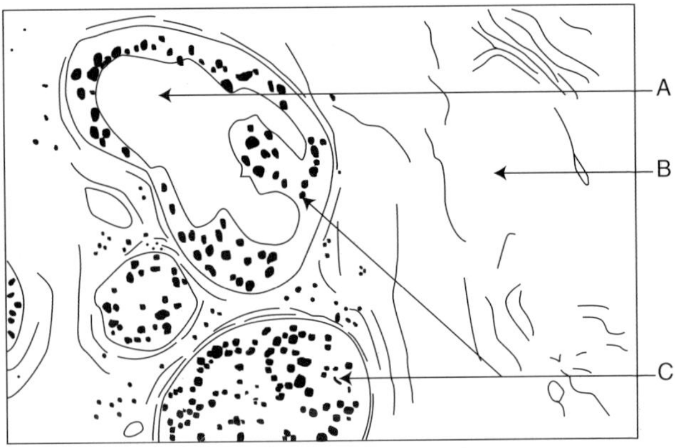

Fig. 2.12 *Histologie : comédocarcinome.*

A. nécrose centrale; B. tissu adipeux; C. canaux dilatés avec prolifération de cellules à noyau atypique.

cellules tumorales sont en effet exclusivement situées dans la couche épidermique; le derme et le tissu sous-cutané ne montrent souvent pas de lésion. Cependant la maladie de Paget n'est jamais une atteinte isolée et traduit toujours l'existence d'une tumeur mammaire sous-jacente. Dans certains cas celle-ci peut être extrêmement petite et difficile à localiser.

Le diagnostic de l'atteinte mamelonnaire présente parfois des difficultés en raison de la pauvreté en éléments tumoraux ou de la ressemblance avec une affection proprement cutanée, inflammatoire ou tumorale (maladie de Bowen par exemple).

Qu'est-ce qu'un centre prolifératif d'Aschoff ?

Le centre prolifératif d'Aschoff ou *radial scar* est une lésion strictement bénigne, très spécifique et d'aspect stéréotypé. Son étiologie est inconnue et son intérêt réside dans le fait que son aspect radiologique et macroscopique imite un petit cancer.

C'est une lésion stellaire, dure, mal limitée, généralement inférieure à 1 cm, rarement plus grande.

Seule la biopsie avec étude histologique permet d'établir le diagnostic. Le pronostic est constamment bon.

Histologiquement, il consiste en une lésion étoilée rétractile associant des kystes, de l'adénose, et éventuellement d'autres altérations analogues à celles retrouvées dans les mastoses. Il ne constitue en lui-même ni une lésion précancéreuse ni un facteur de risque, mais le risque de survenue d'un cancer peut être lié à des lésions associées.

Exceptionnellement on peut trouver une *radial scar* associée à un carcinome, souvent petit et bien différencié. La filiation reste controversée, même dans ces cas.

Quelles sont les lésions mammaires bénignes qui posent un problème diagnostique avec le cancer du sein ?

Cytostéatonécrose

La nécrose du tissu adipeux mammaire conduit à un aspect clinique et radiologique difficile à distinguer d'une lésion carcinomateuse. La destruction des adipocytes donne une lésion pseudotumorale où l'on retrouve de la fibrose rétractile, des macrophages spumeux parfois des cellules géantes. Elle est souvent secondaire à un traumatisme ou à un acte chirurgical. Elle pose alors un problème de diagnostic différentiel avec une éventuelle récidive.

Mastite à plasmocytes

Encore appelée *ectasie canalaire sécrétante* elle se caractérise par l'existence de poussées inflammatoires répétées d'abord juxta-aréolaires puis distales, simulant parfois des abcès éventuellement fistulisés, inconstamment accompagnées d'un écoulement mamelonnaire. La répétition des poussées entraîne l'apparition de placards pseudo-tumoraux d'aspect d'autant plus inquiétants qu'ils peuvent s'accompagner d'une rétraction mamelonnaire. Le diagnostic peut dans certains cas être difficile avec une mastite carcinomateuse. La mammographie peut montrer un aspect relativement caractéristique avec des calcifications épaisses moulant les canaux dilatés et l'échographie met en évidence une ectasie canalaire rétro-aréolaire. La cytologie est nécessaire pour éliminer une tumeur maligne au niveau des placards pseudotumoraux. L'étiologie de cette affection est inconnue. Les récidives multiples étant la règle, le traitement doit de préférence être aussi peu chirurgical que possible en dehors des complications aiguës de surinfection.

Mastose fibrokystique

Elle regroupe toutes les anciennes appellations correspondant aux états dystrophiques du sein comportant ou non des lésions prolifératives (maladie de Reclus, *swiss cheese disease*, mastopathies, sclérose mammaire, etc.). On peut y retrouver des lésions histologiques très variées : kystes, fibrose, adénose, épithéliose, hyperplasie lobulaire, etc. L'existence de lésions hyperplasiques prolifératives *atypiques* constitue un facteur de risque de survenue d'un cancer.

Centre prolifératif d'Aschoff

C'est une lésion bénigne simulant un cancer et généralement considérée comme ne dégénérant jamais (*cf. supra*).

Adénome du sein

La prolifération isolée de structures glandulaires bénignes au niveau du sein est très rare, les proliférations épithéliales se rencontrant généralement dans le cadre des fibroadénomes ou des mastoses fibrokystiques. Il peut survenir au cours d'une grossesse (adénome lactant).

Papillome intracanalaire (adénome dendritique)

C'est une petite prolifération, souvent partiellement papillaire, développée à l'intérieur d'un canal galactophorique. Il détermine fréquemment un *écoulement mamelonnaire sanglant unipore*. La filiation du papillome solitaire avec le développement d'un carcinome papillaire n'est pas établie à la différence des papillomes multiples qui peuvent précéder ou accompagner une lésion maligne.

Fibroadénome (ou adénofibrome)

Il s'agit d'une double prolifération conjonctive et épithéliale constamment bénigne et ne dégénérant pas. Il peut être volumineux et cellulaire chez la femme jeune (fibroadénome juvénile).

Hamartome

C'est une lésion strictement bénigne constituant un nodule clivable du reste du tissu mammaire et formé des différents constituants normaux du sein selon des proportions et une répartition variable.

Tumeur d'Abrikossof (myoblastome granuleux)

Il s'agit d'une tumeur conjonctive bénigne considérée comme d'origine neuroïde et dont la présentation clinicoradiologique peut dans certains cas évoquer une lésion maligne (aspect nodulaire à contours plus ou moins irréguliers).

Autres tumeurs bénignes

On peut également rencontrer d'autres lésions non spécifiques au sein : lipome (parfois volumineux), angiome, fibromatose (simulant un cancer mais bénigne bien que susceptible de récidiver), léiomyome.

Quelles sont les autres tumeurs malignes du sein (autres que les carcinomes canalaires et lobulaires)?

Le carcinome canalaire infiltrant et le carcinome lobulaire infiltrant représentent à eux deux près de 90 % des cancers du sein. Les autres formes sont donc beaucoup plus rarement observées mais doivent être connues.

Carcinome tubuleux

D'incidence très variable selon les auteurs, il est souvent classé comme carcinome canalaire infiltrant bien différencié (grade SBR I) dont il partage le bon pronostic. C'est une prolifération de tubes bordés par une seule couche cellulaire.

Carcinome colloïde muqueux

La tumeur (fig. 2.13) comporte une grande quantité de mucus. Elle se voit essentiellement chez la femme âgée et est de bon pronostic.

Carcinome médullaire

Il est de bon pronostic mais ses critères de diagnostic doivent être rigoureux, faute de quoi il est qualifié de carcinome médullaire atypique. Ce dernier est assimilé actuellement aux carcinomes canalaires infiltrants et partage leur pronostic.

Carcinome papillaire

Il est très rare. Le pronostic serait meilleur que celui du carcinome canalaire infiltrant.

Carcinome adénoïde kystique (ou cylindrome)

Analogue à la tumeur des glandes salivaires, il est de bon pronostic. Les métastases sont rares mais il peut récidiver.

Carcinome métaplasique

C'est une tumeur de type malpighien, pseudo-sarcomateux, chondroïde. Le contingent métaplasique est souvent partiel et peut cohabiter avec un authentique carcinome canalaire, ce qui peut expliquer certaines particularités dans la réponse au traitement et en particulier à la chimiothérapie. Leur rareté rend leur pronostic mal connu.

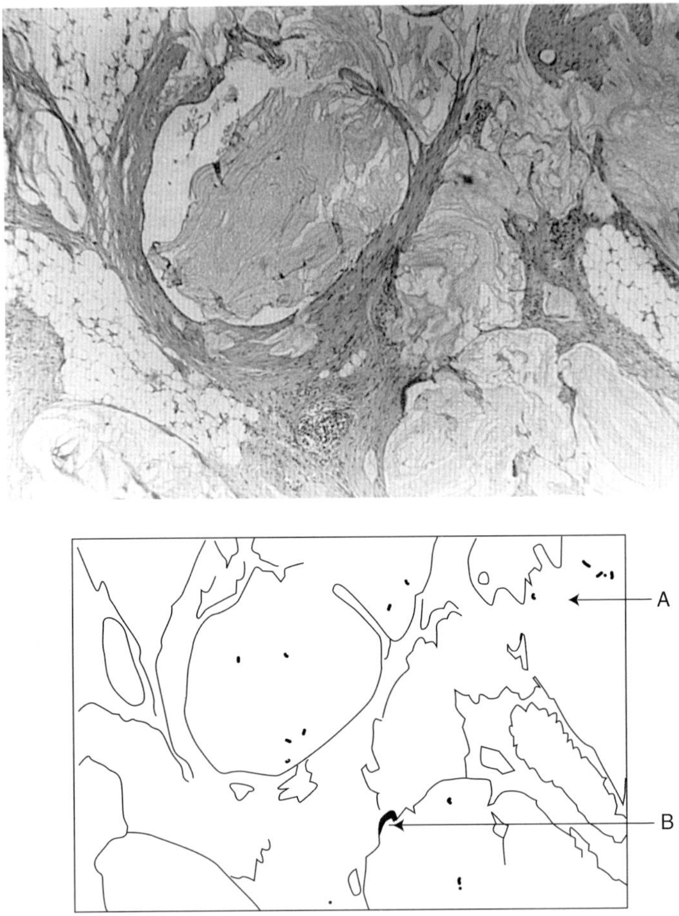

Fig. 2.13 *Histologie : carcinome colloïde muqueux.*

A. volumineux lacs de mucus; B. rares éléments tumoraux bordant les cavités ou flottant dans le mucus.

Tumeur phyllode (cf. supra)

Angiosarcome

Tumeur très rare, de pronostic redoutable. Il se rencontre surtout chez l'adulte jeune et correspond à la prolifération maligne de structures vasculaires plus ou moins différenciées.

Lymphome

Il s'agit d'une tumeur rarissime pouvant simuler un adénofibrome en mammographie. Les principes thérapeutiques sont les mêmes que pour les autres lymphomes.

Qu'est-ce qu'un squirrhe?

C'est l'aspect macroscopique le plus habituel des tumeurs malignes du sein chez la femme âgée. Il se décrit classiquement comme une tumeur dure, blanchâtre, mal limitée, d'aspect grossièrement stellaire, paraissant rétracter les tissus de voisinage. C'est l'abondance du stroma fibreux qui est responsable de cet aspect macroscopique.

MARQUEURS TUMORAUX

Quels sont les marqueurs du cancer du sein?

Les deux marqueurs principaux traditionnellement utilisés en pathologie du sein sont le CA 15-3 et l'Antigène carcinoembryonnaire (ACE). En fait l'ACE est très peu spécifique et apporte un gain en sensibilité (par rapport au CA 15-3) inférieur à 5 %. Il n'est donc que peu utilisé en pathologie mammaire.

Le CA 15-3

C'est un antigène circulant associé aux tumeurs mammaires humaines. Sa spécificité reste toutefois limitée puisqu'on le retrouve élevé dans d'autres pathologies malignes ou bénignes (tableau 2.II).

Tableau 2.II. *Pathologies associées à une élévation du CA 15-3*

Affections associées à un CA 15-3 anormal	*% de cas où le CA 15-3 est > 30 UI/mL*
Cancer du sein non métastasé ∀ stade	25
Cancer du sein en phase métastatique	75
Pathologie mammaire bénigne	3
Kystes de l'ovaire	21
Cancers de l'ovaire	64
Hépatopathies bénignes	12
Cancers hépatobiliaires	29
Bronchopneumopathies bénignes	8
Cancer bronchopulmonaire	35
Cancer du pancréas	33

La valeur-seuil habituelle (au-delà de laquelle le dosage est considéré comme pathologique) est d'environ 25 à 30 UI/mL.

L'intérêt du CA 15-3 peut être attendu :

– au moment du diagnostic initial ;
– au cours de la surveillance du cancer du sein traité ;
– en phase métastatique.

❒ Au moment du diagnostic

Du fait de sa faible spécificité et d'une faible sensibilité au stade diagnostique initial, le CA 15-3 *n'a aucune valeur de dépistage ni de diagnostic.* Les trois quarts des cancers du sein au moment du diagnostic ont un CA 15-3 normal.

En revanche, un chiffre élevé (> 100) lors du diagnostic doit faire suspecter et rechercher une extension métastatique inaugurale.

Il faut noter que 3 % des mastopathies bénignes et fibroadénomes s'associent à un CA 15-3 supérieur à la normale, mais toujours < 100 UI/mL.

❒ Au cours de la surveillance

En cas de métastase, le CA 15-3 s'élève dans 75 % des cas, essentiellement en cas de localisation *osseuse* ou *hépatique.* En revanche, en cas de récidive locale ou de métastase cutanéoganglionnaire, le CA 15-3 ne s'élève que dans 30 % à 50 % des cas.

Par ailleurs, cette élévation peut précéder l'apparition clinique de la métastase de 6 à 9 mois.

Le dosage du CA 15-3 n'est actuellement pas recommandé en routine dans la surveillance des cancers mammaires. Il est parfois difficile de résister à la pression des patientes et de leur entourage demandant régulièrement la pratique de cet examen peu invasif.

❒ En phase métastatique

Le dosage du CA 15-3 peut être un des éléments de l'évaluation de l'efficacité du traitement.

Il faut savoir qu'au tout début du traitement d'un cancer du sein métastatique, on peut noter une élévation paradoxale du marqueur alors que le traitement est efficace (*effet spike*) en rapport avec une nécrose tumorale avec libération dans la circulation du marqueur.

En revanche l'élévation continue du CA 15-3 en cours de traitement signe dans la plupart des cas un échappement à la thérapeutique.

3 CLASSIFICATION ET FACTEURS DE PRONOSTIC

CLASSIFICATIONS ANATOMOCLINIQUES

La nécessité de pouvoir comparer des choses comparables a amené à proposer pour tous les types de cancers des classifications internationales. La plus répandue en matière de cancer du sein est la classification TNM-UICC, ainsi que la classification PEV. Actuellement, le TNM est souvent utilisé sous forme de stades.

Il s'agit de classifications cliniques, généralement recueillies lors du stade pré thérapeutique de la maladie, et de ce fait souvent relativement imprécises. En particulier, il ne faut pas confondre le N de la classification TNM, correspondant à l'évaluation clinique de la présence d'une adénopathie maligne (30 à 50 % d'erreur...) avec le N fourni par l'anatomopathologie après examen microscopique du curage ganglionnaire (pN) : il s'agit là d'une donnée objective, quantifiable, et en définitive la seule valable pour la décision thérapeutique. La classification pN permet une standardisation optimale des résultats de l'examen des ganglions, permettant une meilleure reproductibilité du pronostic d'une patiente à l'autre.

Le besoin d'une classification précise, dicté par l'existence de conséquences thérapeutiques lourdes s'accommode en effet mal d'une classification purement clinique et descriptive : l'évaluation définitive sera donc un panachage entre les éléments cliniques du TNM et les principaux éléments du pronostic tant morphologiques (pN, grade SBR) que biopathologiques (phase S, récepteurs hormonaux, ploïdie, c-erb B2...).

Classification TNM-UICC

Elle recueille *cliniquement* les informations concernant la taille de la tumeur, les adénopathies satellites, l'existence de métastases (tableau 3.I). Régulièrement mise à jour, elle en est actuellement à sa 6e version. On peut noter comme nouveautés la prise en compte des très petites tumeurs comme sous-groupe de T1, le reclassement de toutes les localisations métastatiques ganglionnaires. L'existence d'une adénopathie sus-claviculaire homolatérale a été sortie de la classification M1 pour rejoindre la classification N3c.

Tableau 3.I. *Classification TNM*

<table>
<tr><td colspan="2">T = Tumeur Primitive</td></tr>
<tr><td colspan="2">Tx : Aucune information sur la tumeur
T0 : tumeur non perceptible cliniquement
Tis : idem avec présence de carcinome in situ ou maladie de Paget sans tumeur décelable
T1 : tumeur de moins de 20 mm, avec la sous-classification suivante :</td></tr>
<tr><td></td><td>T1mic : micro-invasion < 1 mm
T1a = moins de 5 mm
T1b = de 5 à 10 mm
T1c = de 10 à 20 mm</td></tr>
<tr><td colspan="2">T2 : tumeur de 20 à 50 mm
T3 : tumeur de plus de 50 mm
T4 : quelle que soit la taille, avec:</td></tr>
<tr><td></td><td>– T4a = extension à la paroi thoracique
– T4b = extension à la peau y compris « peau d'orange », ulcération cutanée ou nodules de perméation.
– T4c = T4a + T4b
– T4d = cancer inflammatoire</td></tr>
<tr><td colspan="2">N = Adénopathies régionales</td></tr>
<tr><td colspan="2">Nx : pas d'information sur les adénopathies régionales
N0 : pas d'adénopathie perceptible cliniquement
N1 : présence d'une ou plusieurs adénopathies axillaires homolatérales</td></tr>
<tr><td></td><td>N1a = présumée non atteinte
N1b = présumée atteinte</td></tr>
<tr><td colspan="2">N2 : adénopathies axillaires homolatérales fixées OU adénopathies mammaires internes homolatérales cliniquement apparentes</td></tr>
<tr><td></td><td>N2a : adénopathies axillaires homolatérales fixées
N2b : adénopathies mammaires internes homolatérales, en l'absence d'adénopathies axillaires cliniquement décelables</td></tr>
<tr><td colspan="2">N3 : adénopathie sous-claviculaire homolatérale OU adénopathie mammaire interne homolatérale cliniquement apparente associée à une adénopathie axillaire homolatérale cliniquement patente OU adénopathie sus-claviculaire homolatérale associée ou non à une adénopathie axillaire ou mammaire interne.</td></tr>
</table>

	N3a : adénopathies sous-claviculaires associées à des adénopathies axillaires homolatérales N3b : adénopathies mammaires internes associées à des adénopathies axillaires homolatérales N3c : adénopathies sus-claviculaires homolatérales
M = Métastases	
Mx : aucune information sur la présence de métastases à distance	
M0 : absence de métastase à distance	
M1 : présence d'une métastase à distance	

Classification PEV

La classification PEV renseigne sur le potentiel évolutif de la tumeur : dans la pratique seuls les PEV2 et PEV3 sont actuellement utilisés, la notion de croissance rapide à la base de la classification PEV1 étant par trop subjective (tableau 3.II).

Tableau 3.II. *Classification PEV*

PEV 0	absence de signe évolutif
PEV 1	existence d'une tumeur à temps de croissance rapide
PEV 2	signes inflammatoires localisés
PEV 3	signes inflammatoires étendus à l'ensemble du sein (mastite carcinomateuse)

Classification en stades de progression

Elle regroupe les patientes en fonction du TNM. Le stade IIIc est une nouveauté de la version 6 de la classification TNM (tableau 3.III).

EN PRATIQUE

Il faut noter que la nouvelle classification TNM a modifié certains stades ce qui peut entraîner une confusion. Par exemple, certaines patientes anciennement classées en stade II doivent maintenant être classées IIIA. La comparaison des résultats lors des essais cliniques devra donc tenir compte de cette actualisation par rapport aux données anciennes.

Tableau 3.III. *Stades*

Stade 0		Tis	N0	M0
Stade I		T1 et T1mic	N0	M0
Stade II				
	IIA	T0 T1 et T1mic T2	N1 N1 N0	M0 M0 M0
	IIB	T2 T3	N1 N0	M0 M0
Stade III				
	IIIA	T0 T1 et T1mic T2 T3	N2 N2 N2 N1, N2	M0 M0 M0 M0
	IIIB	T4	N0, N1, N2	M0
	IIIC	tous T	N3	M0
Stade IV		tous T	tous N	M1

Classification pN ou classification anatomopathologique des adénopathies

Cette classification a été largement remaniée, prenant maintenant en compte les techniques de ganglion sentinelle, d'immunohistochimie, les micrométastases ainsi que le nombre et la situation des localisations ganglionnaires (tableau 3.IV). Elle n'est toutefois pas employée de façon systématique.

FACTEURS DE PRONOSTIC

Pourquoi des facteurs de pronostic?

Toutes les patientes ayant une tumeur de taille semblable n'auront pas une évolution identique : certaines resteront en rémission complète pendant de nombreuses années voire définitivement après leur traitement initial; d'autres rechuteront, développeront des métastases et finiront par mourir de leur tumeur à plus ou moins brève échéance.

Les facteurs pronostiques permettent d'identifier des sous-groupes de patientes dont les risques de rechutes locale ou à distance sont comparables et de leur proposer un traitement adapté.

Le problème est donc d'identifier les patientes chez lesquelles il est possible de prévoir un risque d'évolution défavorable, et de les traiter différemment : c'est le rôle des facteurs de pronostic. Si l'analyse des facteurs pronostiques permet ainsi d'identifier les patientes à haut risque métastatique et/ou de récidive locale,

Tableau 3.IV. *Classification pN*

<table>
<tr><th colspan="4">pN = Classification anatomopathologique des adénopathies</th></tr>
<tr><td colspan="4">pNX = aucune information sur les adénopathies régionales</td></tr>
<tr><td colspan="4">pN0 = pas d'adénopathie régionale métastatique en histologie</td></tr>
<tr><td>pN0(i-): immunohistochimie négative</td><td>pN0(i+): immunohistochimie positive</td><td>pN0(mol-): biologie moléculaire (PCR) négative</td><td>pN0(mol+): biologie moléculaire (PCR) positive</td></tr>
<tr><td colspan="4">pN1 mi = micro métastases > 0,2 mm et ≤ 2 mm</td></tr>
<tr><td colspan="4">pN1 = métastases dans 1 à 3 ganglions axillaires et/ou métastases dans les ganglions mammaires internes avec lésions microscopiques détectées par l'analyse du ganglion sentinelle mais non apparentes cliniquement</td></tr>
<tr><td></td><td>pN1a = métastases dans 1 à 3 ganglions axillaires</td><td>pN1b = métastases dans les ganglions mammaires internes avec lésions microscopiques détectées par l 'analyse du ganglion sentinelle et non apparents cliniquement</td><td>pN1c = pN1a+ pN1b</td></tr>
<tr><td colspan="4">pN2 = métastases dans 4 à 9 ganglions axillaires ou métastases cliniquement apparentes dans les ganglions mammaires internes en l'absence d'adénopathie axillaire</td></tr>
<tr><td></td><td>pN2a = métastase dans 4 ganglions axillaires dont une au moins > 2 mm</td><td>pN2b = métastases cliniquement décelables dans les ganglions mammaires internes en l'absence d'adénopathie axillaire</td><td></td></tr>
<tr><td colspan="4">pN3 = métastases dans au moins 10 ganglions axillaires ou dans les ganglions sus-claviculaires, ou métastases cliniquement apparentes dans les ganglions mammaires internes homolatéraux en association à au moins 1 ganglion axillaire métastatique, ou métastase dans plus de 3 ganglions axillaires avec métastases microscopiques des ganglions mammaires internes cliniquement inapparentes; ou métastases dans les ganglions sus-claviculaires homolatéraux.</td></tr>
<tr><td></td><td>pN3a = métastases dans au moins 10 ganglions axillaires dont une au moins > 2 mm ou métastases dans les ganglions sous-claviculaires.</td><td>pN3b = métastases cliniquement apparentes dans les ganglions mammaires internes homolatéraux en association à au moins 1 ganglion axillaire métastatique ou métastases dans plus de 3 ganglions axillaires et dans les ganglions mammaires internes avec micrométastases détectées par l 'analyse du ganglion sentinelle mais non cliniquement apparentes.</td><td>pN3c = métastases dans les ganglions sus-claviculaires homolatéraux.</td></tr>
</table>

les facteurs pronostiques ne sont pas pour autant (hormis le cas des récepteurs hormonaux et du c-erb B2) des facteurs prédictifs de sensibilité thérapeutique.

Le pronostic est établi à partir de données cliniques anatomopathologiques et biologiques. De nombreux éléments sont recueillis pour déterminer le pronostic mais leur valeur n'est pas homogène. Le recueil du plus d'éléments possibles va permettre de déterminer le traitement, en fonction de l'évaluation du risque métastatique.

Pour le médecin, la connaissance de ces facteurs pronostiques permet non seulement de définir une stratégie thérapeutique, mais aussi une stratégie de surveillance.

L'approche traditionnelle de l'évaluation pronostique a longtemps reposé sur des éléments *descriptifs* cliniques et anatomopathologiques dont les plus classiques sont la taille tumorale et le statut ganglionnaire. Si ces paramètres gardent aujourd'hui toute leur importance, l'approche biopathologique pronostique a pris une place décisive dans la définition pronostique de la tumeur. En effet la connaissance des facteurs tissulaires et biologiques a pour but d'évaluer les potentialités cellulaires invasives, prolifératives et métastatiques de la tumeur, même lorsque celle-ci est diagnostiquée à un stade précoce, ce qui correspond actuellement à la majorité des cas. Au sein de ces facteurs, l'étude du grade de Scarff, Bloom et Richardson (grade histopronostique SBR) et l'étude des récepteurs hormonaux représentent actuellement les paramètres les plus connus et les plus reproductibles. Ces paramètres pronostiques peuvent schématiquement être classés en facteurs liés au potentiel de prolifération cellulaire, et ceux liés au potentiel invasif des cellules tumorales (tableau 3.V).

Tableau 3.V. *Principaux éléments du pronostic*

Éléments cliniques et anatomopathologiques du pronostic :
– statut ganglionnaire axillaire anatomopathologique – grade SBR – existence de signes inflammatoires – taille de la tumeur et stade tumoral – type histologique et angiogenèse – âge, statut ménopausique – récepteurs hormonaux (marqueurs d'*hormonodépendance*)
Éléments évaluant l'activité proliférative tumorale :
– ploïdie (contenu en ADN) – phase S – *labelling index* – antigène Ki 67, Thymidine-kinase – facteurs de croissance et leurs récepteurs (TGFα, EGF, IGF1) – oncogènes, anti-oncogènes (c-Erb b2, c-myc, p53, bcl2)
Éléments évaluant le potentiel invasif tumoral :
– protéases : cathepsine D, inhibiteurs et activateurs du plasminogène – métalloprotéinases : stromélysine III – collagénases – ps2

La valeur indépendante de chacun de ces paramètres biologiques tissulaires n'est pas clairement démontrée, et reste en cours d'évaluation.

EN PRATIQUE

En pratique quotidienne, l'évaluation pronostique repose essentiellement sur le statut ganglionnaire histologique (pN), la taille tumorale (T), le grade SBR, l'âge et les récepteurs hormonaux (RH). La recherche de la surexpression de c-erb B2 tend à devenir un standard en raison de ses conséquences thérapeutiques.

Quelle est l'incidence thérapeutique immédiate des facteurs pronostiques cliniques?

L'âge, la taille tumorale, le N clinique, la présence ou non de signes inflammatoires, sont des éléments déterminants de la stratégie initiale. Il faut préciser que l'importance de ces facteurs ainsi que leur interprétation demeurent variables selon les équipes. Toutefois, il est possible de préciser les orientations les plus communément admises.

La présence de *signes inflammatoires* (PEV 2-3), l'existence *d'adénopathies axillaires fixées* (N2), la fixation de la tumeur à la paroi thoracique (T4) ou la présence d'adénopathies sus-claviculaires (N3C) sont des facteurs cliniques de mauvais pronostic : le risque métastatique est ici prédominant. La priorité n'est pas au traitement locorégional, mais au traitement immédiat de la maladie micrométastatique infraclinique. La présence d'un de ces facteurs fait classer la maladie comme non opérable d'emblée et justifie la réalisation d'un traitement systémique néoadjuvant, c'est-à-dire préopératoire. Le diagnostic histologique ainsi que le recueil des autres facteurs pronostiques en particulier biologiques doivent être obtenus par biopsie.

Il est établi que la *taille de la tumeur* représente un élément pronostique fondamental, le risque métastatique croissant de façon linéaire avec elle. En pratique, ce facteur intervient dans le choix du traitement locorégional (mastectomie ou tumorectomie) et également, pour des équipes de plus en plus nombreuses, dans l'indication d'une chimiothérapie néoadjuvante (tumeurs de plus de 3 cm). La taille de la tumeur est dans la plupart des cas étroitement corrélée au risque d'invasion axillaire comme le montre le tableau 3.VI.

Les tumeurs de moins de 1 cm *sans envahissement ganglionnaire* sont actuellement considérées comme de bon pronostic, avec une survie globale à cinq ans supérieure à 90 %. Dans ce sous-groupe, dont l'incidence augmente grâce au dépistage précoce, des éléments péjoratifs peuvent altérer ce bon pronostic comme un haut grade histopronostique ou l'absence de récepteurs hormonaux et justifient alors la mise en route d'une chimiothérapie en particulier chez les femmes jeunes.

Tableau 3.VI. *Risque d'invasion axillaire en fonction de la taille tumorale*

Taille de la tumeur (cm)	*Pourcentage d'invasion axillaire histologique*
< 0,5	20 %
0,5-0,9	20 %
1-1,9	33 %
2-2,9	45 %
3-3,9	52 %
4-4,9	60 %
> 5	70 %

La valeur pronostique indépendante de *l'âge* est maintenant retenue et les femmes de moins de 35 ans ayant un cancer du sein sont systématiquement traitées.

Le statut ménopausique : si globalement le pronostic des tumeurs survenant après la ménopause est meilleur, la valeur de ce paramètre en analyse multivariée paraît modeste : le statut ménopausique en tant que facteur pronostique indépendant a probablement peu d'importance, mais les tumeurs expriment le plus souvent un taux élevé de récepteurs hormonaux, ce qui est d'une part en soi un élément de bon pronostic et d'autre part reste un facteur prédictif de réponse à une thérapeutique hormonale.

Quelle est la signification du statut ganglionnaire (N)?

C'est surtout le statut ganglionnaire après examen anatomopathologique (pN) de la pièce de curage axillaire qui a une importance pronostique. On a vu précédemment la signification péjorative d'un envahissement N2 ou N3 clinique qui impose la mise en route d'un traitement systémique initial (après confirmation cytologique de l'atteinte ganglionnaire).

Il existe une très mauvaise corrélation entre la suspicion clinique d'invasion axillaire et les résultats histologiques (plus de 30 % de faux positifs et de faux négatifs…).

La réponse de l'anatomopathologiste doit comporter 3 éléments :

– le nombre total de ganglions prélevés;

– le nombre de ganglions envahis;

– le cas échéant, le nombre de ganglions en *rupture capsulaire* (RC).

Pour que cette information soit exploitable, il est nécessaire que le chirurgien ait prélevé au moins 9 à 10 ganglions axillaires. Le prélèvement est, en règle, limité aux lymphatiques situés en dessous de la veine axillaire, ce qui limite les éventuelles séquelles à type de « gros bras ».

Prélever davantage de tissu lymphatique n'a, semble-t-il, pas d'effet sur la survie et sur le contrôle local.

En pratique, l'absence d'envahissement ganglionnaire sur la partie basse du curage validée par l'examen d'un nombre suffisant de ganglions assure globalement de l'absence d'envahissement ganglionnaire à distance, en raison d'une extension s'effectuant le plus souvent de proche en proche.

Le N est un facteur de pronostic extrêmement important, avec statistiquement un risque métastatique d'autant plus fort que le nombre de ganglions envahis est élevé. Le degré d'invasion ganglionnaire axillaire témoigne bien entendu de l'extension régionale tumorale, mais surtout représente un paramètre majeur de la probabilité d'une dissémination métastatique associée, le plus souvent infraclinique au moment du diagnostic (tableau 3.VII) (notion de micrométastases).

Tableau 3.VII. *Rechute et survie en fonction du N*

Nb de ganglions envahis	*Taux de rechute à 5 ans (%)*	*Survie globale à 5 ans (%)*
0	19	72
1	33	63
2	40	62
3	43	59
4	44	52
5	54	47
6-10	63	41
11-15	72	29
16-20	75	29
> 21	82	22

*(Étude de l'*American College of Surgeons *portant sur plus de 18 000 patientes, 1980.)*

Actuellement, mais sans véritable consensus, la présence d'un seul ganglion axillaire envahi possède une valeur pronostique métastatique péjorative. Cette situation incite à proposer la réalisation d'un traitement systémique adjuvant dont les modalités, dépendantes également d'autres facteurs, sont définies dans un autre chapitre.

Cependant, le facteur N est insuffisant à lui seul. En effet plus de 20 % des patientes N-, pourtant *théoriquement* de bon pronostic, présenteront des métastases et doivent si possible être identifiées pour bénéficier d'un traitement optimal. C'est là qu'interviennent les autres facteurs de pronostic au premier rang desquels se situent aujourd'hui le grade SBR et le dosage des récepteurs hormonaux. La place des nouveaux paramètres biopathologiques susceptibles d'étudier les potentialités prolifératives et invasives des cellules tumorales, est en pleine évolution et commence à avoir des conséquences thérapeutiques.

Existe-t-il des formes histologiques de bon pronostic ?

Classiquement, et indépendamment des autres facteurs, les carcinomes médullaires et les carcinomes colloïdes sont considérés comme de meilleur pronostic par comparaison aux formes canalaires et lobulaires.

Qu'est-ce que le SBR ?

Le grade SBR (ou grade de Scarff, Bloom et Richardson) est un grade histo-pronostique, permettant d'apprécier indirectement l'indice d'activité proliférative de la tumeur. Il permet en donnant un score entre 1 et 3 à trois éléments histologiques d'un cancer canalaire d'en déterminer le grade qui sera établi entre I et III.

Les éléments notés sont successivement additionnés afin d'obtenir le *score* global (tableau 3.VIII).

Tableau 3.VIII. *Classification SBR*

pauvreté en structures glandulaires bien définies	1, 2 ou 3
irrégularités des noyaux	+ 1, 2 ou 3
richesse en mitoses	+ 1, 2 ou 3

Le grade I correspond aux scores 3, 4 et 5. Le grade II aux scores 6 et 7. Le grade III aux scores 8 et 9. Plus le grade est élevé, plus la tumeur est agressive et de mauvais pronostic.

On remarque que le grade II apparaît peu dans les tableaux d'aide à la décision. En fait il correspond à une situation intermédiaire et est assez systématiquement assimilé au grade III (tableau 3.IX).

Le principal reproche que l'on peut adresser à la classification SBR est son manque relatif de reproductibilité, car il s'agit d'un paramètre dont l'évaluation est dépendante de l'anatomopathologiste.

Tableau 3.IX. *Survie en fonction du grade*

Grade SBR	*Survie sans rechute à 7 ans*
I	89
II	65
III	54

(Série de l'IGR portant sur 208 patientes, 1982.)

Il existe une corrélation entre le grade SBR et le taux de récepteurs hormonaux : le grade III s'accompagne généralement d'une absence de récepteurs.

Habituellement, la présence d'un grade III, *indépendamment du N et du T* implique en raison de sa valeur pronostique péjorative, la réalisation d'un traitement systémique chimiothérapique.

Quelle est la signification des récepteurs hormonaux ?

Les récepteurs hormonaux stéroïdiens (RH) sont des protéines régulatrices cellulaires solubles, essentiellement nucléaires, dont la mesure permet une information directe quant au degré d'hormonodépendance de la tumeur. L'étude des RH permet ainsi une analyse pronostique (au moins à court et moyen terme) et prédictive d'une réponse thérapeutique puisque la présence de RH est étroitement corrélée à l'hormonosensibilité. Les deux types de RH les plus étudiés sont le récepteur de l'œstradiol (marqueur de la différenciation tumorale) et le récepteur de la progestérone (normalement induit par l'œstradiol), dont la présence est le témoin de la fonctionnalité du récepteur de l'œstradiol.

Rappel fondamental

Les progrès de la biologie moléculaire ont permis d'identifier et de préciser la notion de récepteurs aux œstrogènes. Schématiquement, il est possible de définir les récepteurs œstrogéniques (RE) comme des protéines intranucléaires dont la structure est complexe, mais pouvant se diviser en trois parties :

– un domaine C-terminal comportant le site de liaison à l'hormone, le site de dimérisation et une zone de *transactivation* hormonodépendante (TAF-2), responsable de la modulation d'expression des gènes cibles après fixation à l'ADN ;

– un domaine N-terminal variable, comportant un site de transactivation, indépendant de la liaison à l'hormone (TAF-1) ;

– un domaine central, dit en *doigt de zinc*, susceptible d'interagir spécifiquement avec une séquence de fixation à l'ADN appelée HRE (*hormone responsive element*).

En l'absence d'hormone libre, le RE est faiblement lié aux sites nucléaires. En présence d'hormone, il se forme un complexe hormone-récepteur activé, qui se fixe fortement à l'ADN au niveau des sites HRE. Ces sites de fixation se situent à proximité de régions codantes pour des gènes inductibles dont l'activation induit une modulation complexe de la synthèse d'ARN messager et de protéines spécifiques intervenant dans la régulation de facteurs de croissance liés à la multiplication cellulaire.

Soixante dix pour cent des tumeurs mammaires possèdent des récepteurs aux œstrogènes. Les effets directs des œstrogènes au niveau des cellules mammaires restent complexes et parfois controversés. Schématiquement, les effets œstrogéniques sont des effets prolifératifs sur le tissu mammaire, notamment par le biais :

– d'une stimulation de la synthèse et/ou de l'activité de certains facteurs de croissance (EGF, IGF1, TGFα) dont la résultante est une activation des signaux de prolifération cellulaire ;

– d'une stimulation de l'activité des oncogènes c-myc, c-myb, c-fos, intervenant également dans l'activité proliférative cellulaire ;

– d'une stimulation de la synthèse des protéases (cathepsine D, UPA…) contribuant au processus métastatique par dégradation de la matrice extracellulaire.

Les récepteurs agissent comme des protéines régulatrices des effets potentiels des œstrogènes ; le complexe hormone-récepteur agit comme un facteur transcriptionnel modulant l'expression d'un grand nombre de gènes intervenant dans la prolifération cellulaire.

Les anti-œstrogènes sont des molécules dont l'action est compétitive avec celle des œstrogènes au niveau du récepteur. Il se forme également un complexe anti-œstrogène récepteur, susceptible de se fixer lui aussi sur les régions HRE de l'ADN, mais *sans induire la transcription des gènes cibles.*

EN PRATIQUE

Le dosage des RH s'effectue sur des prélèvements tumoraux obtenus soit sur pièce opératoire, soit par biopsie chirurgicale ou cytoponction avant toute intervention. Le dosage fait appel aux méthodes immuno-enzymologiques (ELISA), ou aux méthodes immunocytochimiques. Les dosages de routine concernent le récepteur de l'œstradiol et le récepteur de la progestérone. Soixante à quatre-vingt pour cent des cancers du sein présentent des récepteurs positifs pour l'œstradiol, 40 à 50 % pour la progestérone, avec une nette corrélation entre la présence des récepteurs hormonaux et la différenciation tumorale.

Le dosage des RH permet avant tout de définir une probabilité de réponse thérapeutique à l'hormonothérapie anti-œstrogénique, indépendante des critères classiques d'hormonosensibilité que sont l'âge élevé, l'intervalle libre supérieur à 5 ans entre le diagnostic initial et la rechute, le site métastatique (os et tissus mous) et les tumeurs bien différenciées SBR1. Schématiquement, 60 % des tumeurs présentant des récepteurs positifs à l'œstradiol répondent aux traitements hormonaux, comparées à moins de 10 % en cas de négativité. L'analyse des récepteurs à la progestérone (RP) permet d'affiner le degré d'hormonodépendance tumorale, comme le montre le tableau 3.X.

Tableau 3.X. *Probabilité de réponse à l'hormonothérapie en fonction des récepteurs hormonaux*

Statut des récepteurs	*Probabilité de réponse à l'hormonothérapie*
RE + RP +	70 %
RE- RP-	10 %
RE + RP-	32 %
RE- RP +	35 %

La valeur pronostique des récepteurs hormonaux en tant que variable indépendante demeure toutefois modeste, et il est désormais admis que les tumeurs RE + ou RP + ont une meilleure survie sans récidive à 5 ou 7 ans, mais que les RH ne sont pas prédictifs de la survie globale, notamment à long terme.

Quelle est la signification pronostique des micrométastases ?

Des études ont été publiées sur la recherche systématique de micrométastases par des techniques immunohistochimiques et radio-immunologiques. Ces micrométastases peuvent être recherchées soit au niveau de la moelle osseuse soit au niveau des ganglions (en particulier ganglion sentinelle). La présence de micrométastases au niveau médullaire pourrait être un facteur pronostique sur la survie sans récidive et la survie globale, mais cela n'a pas à ce jour d'impact sur la décision de chimiothérapie complémentaire. Il n'y a pas de preuve définitive du rôle pronostique des micrométastases ganglionnaires.

Qu'est-ce que c-erb B2 (HER2 Neu) ?

Le récepteur 2 du facteur de croissance épidermique humain (*epidermic growth factor* ou EGF) est un proto-oncogène qui code pour une protéine de surface correspondant au récepteur HER2 ou c-erbB2. Ce gène est amplifié dans 15 à 25 % des cancers du sein et correspond à des tumeurs de mauvais pronostic, volontiers résistantes à la fois à l'hormonothérapie et à la chimiothérapie. Un anticorps monoclonal humanisé dirigé contre ce récepteur HER2 (trastuzumab ou *Herceptin*) est actif chez les patientes atteintes de cancer du sein métastatique et prolonge leur survie. Cet anticorps n'est actif que chez les patientes présentant une surexpression de ce récepteur.

Un statut HER2 positif est défini soit par une surexpression de la protéine en immunohistochimie, soit par une amplification du gène retrouvé par le test FISH. La détermination de ce statut est une technique délicate et coûteuse et il n'y a pas à ce jour de consensus défini sur le moment où ce facteur pronostique doit être recherché. Il est pourtant capital de prédéfinir les patientes ayant une forte prédiction de répondre à un traitement onéreux, contraignant et potentiellement toxique. L'intérêt du traitement par *Herceptin* est reconnu en situation métastatique, très probable en situation néoadjuvante et en cours d'évaluation en situation adjuvante. Il existe une bonne corrélation entre le statut HER2 de la tumeur initiale et celui des métastases et à ce jour, seule la recherche du statut HER2 en situation métastatique est actuellement recommandée. Mais il faut toutefois souligner qu'il est parfois difficile de faire la recherche sur la pièce initiale ou de pratiquer de nouveaux prélèvements.

Par ailleurs, la connaissance du statut HER2 au moment des décisions thérapeutiques initiales pourrait orienter les options thérapeutiques : choix de la chimiothérapie, choix de l'hormonothérapie.

Quelle sera la survie de ma patiente ?

Une étude britannique portant sur une population de 250 patientes admises au *Middlesex Hospital* entre 1805 et 1933 et n'ayant reçu aucun traitement a permis d'analyser l'évolution naturelle du cancer du sein. La médiane de survie est de 2,7 ans, durée au bout de laquelle 50 % des patientes sont encore en vie. Les survies à 3, 5, 10 et 15 ans sont résumées dans le tableau 3.XI.

Tableau 3.XI. *Survie spontanée des cancers du sein non traités*

3 ans	44 %
5 ans	18 %
10 ans	3,6 %
15 ans	0,8 %

Ce document étonnant ne reflète plus la réalité actuelle du cancer du sein mais montre qu'il s'agit généralement d'une maladie lentement mais sûrement mortelle en l'absence de traitement.

Aujourd'hui et malgré les progrès thérapeutiques, 20 à 40 % des patientes présentant initialement une maladie locale développeront dans les 10 ans des métastases et en mourront.

Néanmoins, de 50 à 60 % des cancers du sein tous stades confondus et près de 80 % des stades précoces, peuvent être considérés comme potentiellement guéris par les traitements actuels. L'amélioration des traitements notamment adjuvants permettra probablement d'augmenter cette possibilité de guérison.

En fait la survie dépend de nombreux facteurs pronostiques et probablement thérapeutiques, et l'on peut schématiquement individualiser trois grands groupes :

– un groupe de très mauvais pronostic dont la survie sans récidive à 5 ans est inférieure à 30 % : les cancers inflammatoires et les cancers à forte invasion axillaire (plus de 8 N+);

– un groupe de très bon pronostic dont la survie sans récidive à 5 ans est proche de 95 % : les cancers de moins de 10 mm, de grade SBR 1, sans invasion axillaire;

– un groupe de pronostic intermédiaire, représentant la majorité des cancers du sein, et dans lequel la survie est corrélée au T, à l'âge, au N, au SBR et aux paramètres biopathologiques.

À titre d'exemple, le tableau 3.XII indique les probabilités de survie à 5 ans, en fonction de la taille tumorale et du nombre de ganglions envahis.

Tableau 3.XII. *Survie à 5 ans en fonction du T et du N*

Taille tumorale (cm)	*Pas de gg envahis*	*1 à 3 gg envahis*	*Plus de 3 gg envahis*
< 0,5	99 %	95 %	59 %
0,5-0,9	98 %	94 %	54 %
1-1,9	96 %	86 %	67 %
2-2,9	92 %	83 %	63 %
3-3,9	86 %	79 %	56 %
4-4,9	84 %	70 %	52 %
≥ 5	82 %	70 %	45 %

Toutefois, la grande hétérogénéité évolutive des tumeurs du sein ne permet pas d'établir un pronostic systématique fiable.

L'optimisation de la prise en charge tant humaine que médicotechnique dans le cadre d'équipes spécialisées et pluridisciplinaires devrait garantir aux patientes atteintes de cancer du sein les meilleures probabilités de survie.

4 TRAITEMENT

PRINCIPES GÉNÉRAUX

Par « cancer du sein », on entend dans la très grande majorité des cas le carcinome canalaire infiltrant, qui représente plus de 80 % des tumeurs mammaires. C'est le principe de son traitement que nous envisagerons ici, les autres types de cancer (en particulier les cancers *in situ*) représentant une situation pathologique différente qui sera envisagée à part.

Actuellement, le cancer du sein doit être considéré comme une maladie hétérogène à la fois locale et générale. En conséquence, le traitement devra avoir pour but à la fois le contrôle locorégional — c'est le rôle de la chirurgie et de la radiothérapie — et la prévention ou le traitement des métastases — c'est le rôle des traitements systémiques. C'est pourquoi le traitement du cancer du sein se doit d'être multidisciplinaire. La séquence de ces diverses modalités thérapeutiques s'intègre dans une stratégie individuelle de prise en charge en fonction des caractéristiques cliniques, anatomopathologiques et biologiques de chaque tumeur. L'hétérogénéité potentielle des différentes sous-populations tumorales pour des cancers du sein dont les caractéristiques anatomocliniques sont cependant communes, ne peut conduire à une prise en charge thérapeutique standardisée et univoque. Ce chapitre se propose par conséquent d'expliquer des concepts thérapeutiques plutôt que de définir des normes arbitraires de traitement.

Traitement locorégional

Dans la grande majorité des cas, c'est la chirurgie qui va inaugurer la séquence thérapeutique en l'absence de contre-indication à la chirurgie première telle que cancers inflammatoires (PEV) ou certaines tumeurs très volumineuses. En effet, ces situations vont nécessiter le recours premier à une thérapeutique systémique dite néoadjuvante, reléguant le traitement locorégional à un temps ultérieur.

L'établissement d'un bilan d'extension complet avant tout geste locorégional n'est actuellement pas un standard. Ce bilan est destiné à s'assurer de l'absence d'état métastatique inaugural (échographie hépatique, radiographie pulmonaire et dosage des marqueurs tumoraux).

Le temps chirurgical va avoir trois effets.

Confirmation du diagnostic

Au cours de l'intervention, la pièce opératoire orientée sera examinée par l'anatomopathologiste en extemporané, ce qui permet le plus souvent un diagnostic de certitude immédiat (fig. 4.1). Toutefois, il est recommandé de ne pas faire d'examen extemporané quand la lésion est de petite taille (par exemple dans les microcalcifications découvertes sur des radios systématiques) car le matériel est souvent très peu abondant et d'interprétation délicate.

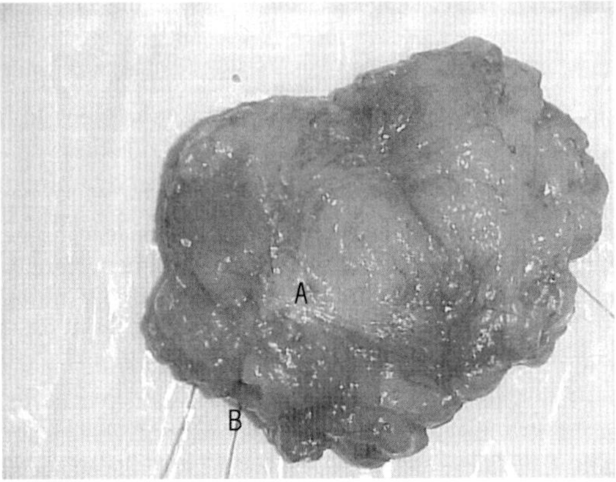

Fig. 4.1 *Pièce opératoire*

A. tumeur (carcinome canalaire infiltrant); B. fils repères permettant d'orienter la pièce opératoire. (Photographie reproduite p. I du cahier couleurs.)

Recueil des principaux éléments du pronostic

Les ganglions lymphatiques du creux axillaire vont être examinés (curage ganglionnaire ou parfois ganglion sentinelle). L'examen de la tumeur elle-même va permettre d'en déterminer le grade histopronostique SBR et de recueillir certains facteurs biopathologiques tels que la ploïdie cellulaire ou la fraction de cellules en phase S. Un fragment de la tumeur sera prélevé pour le dosage des récepteurs hormonaux, ou d'autres facteurs biologiques (protéases par exemple). Certaines équipes stockent un fragment tumoral en cryothèque pour examen ultérieur, à toutes fins utiles.

Traitement locorégional proprement dit

Il se doit naturellement d'être le plus complet possible mais aussi d'être adapté à la présentation anatomoclinique de la maladie tumorale : soit traitement chirurgical conservateur (tumorectomie ou quadrantectomie) systématiquement associé à une radiothérapie locorégionale, soit mastectomie éventuellement complétée par une radiothérapie. Dans la mesure du possible, une mastectomie peut être suivie d'une reconstruction, immédiate ou différée (Arbre 1).

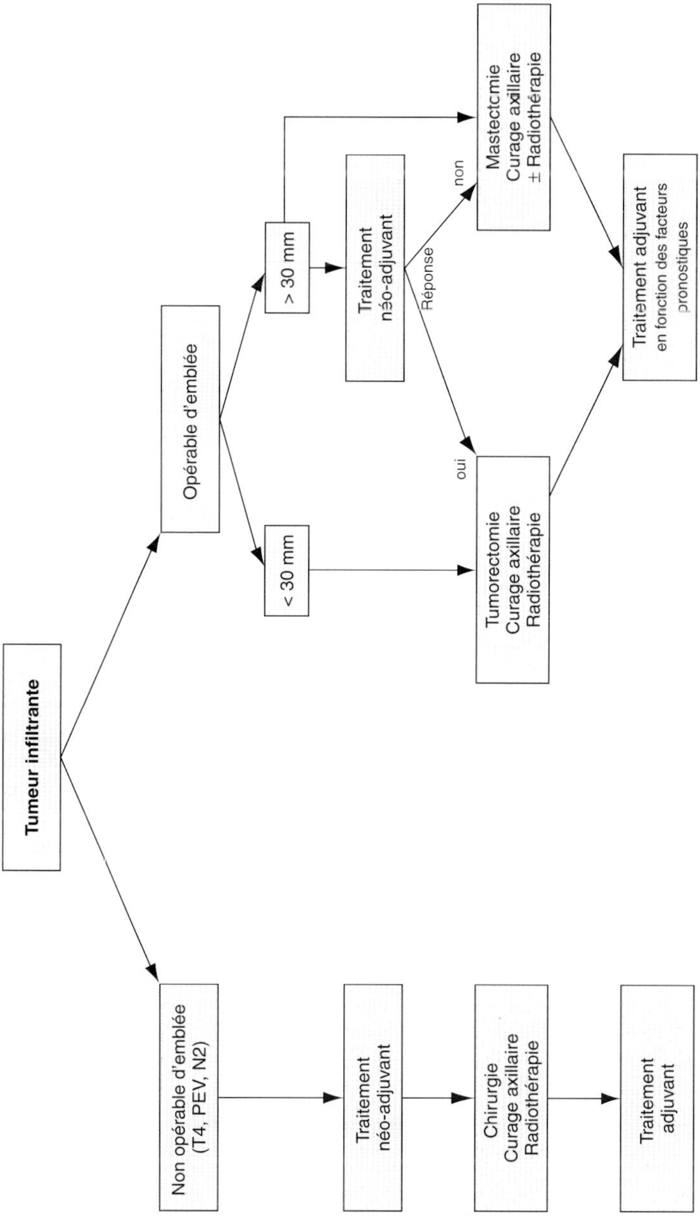

Arbre décisionnel 1 *Principes thérapeutiques des tumeurs infiltrantes dans les formes non métastatiques.*

Traitement général

Quels sont les principes du traitement général ?

Le traitement général intervient dans la prise en charge thérapeutique de la plupart des cancers du sein, puisqu'on considère que même lorsqu'il se présente cliniquement et radiologiquement comme une forme localisée, le cancer du sein est en réalité, dans 40 à 90 % des cas, une maladie dite « micrométastatique ».

Le traitement médical a donc pour objectif théorique l'éradication des cellules métastatiques et il se place dans deux contextes cliniques radicalement différents :

– traitement médical à visée curatrice qui, associé au traitement locorégional, a pour but la diminution ou le report du risque de rechute, et à terme l'amélioration de la survie.

Sachant qu'après traitement locorégional exclusif, qu'il soit mutilant ou conservateur, les grandes séries chirurgicales ont montré que 40 à 60 % des patientes (tous stades confondus) développent ultérieurement des métastases, il est désormais admis que ces métastases sont potentiellement présentes lors du diagnostic initial, mais à un stade infraclinique. Ce risque métastatique est évalué à l'aide des facteurs pronostiques. L'objectif d'un traitement général chez ces patientes à risque est d'éradiquer les micrométastases potentielles. Le bien-fondé d'une telle approche thérapeutique sur l'amélioration de la survie est désormais parfaitement établi et validé par de grandes méta-analyses.

Ce traitement peut se situer après la chirurgie, lorsque tous les paramètres pronostiques sont réunis : on parle alors de *traitement adjuvant.*

Il peut aussi être réalisé avant la chirurgie, notamment dans les formes inflammatoires ou localement avancées : on parle alors de traitement *néoadjuvant.* Le traitement médical est alors entrepris avant le traitement locorégional car le pronostic de ce type de maladie est avant tout au risque métastatique. Ce traitement néoadjuvant peut également être entrepris dans le but d'éviter la mastectomie si elle était théoriquement indiquée en raison de la taille de la tumeur ;

– traitement médical à visée palliative, chez les malades en situation métastatique, pour qui à ce jour on ne peut espérer une guérison mais une prolongation de la survie ainsi qu'une amélioration des symptômes et de la qualité de vie.

Le traitement général comporte principalement deux volets volontiers associés : la chimiothérapie et l'hormonothérapie. Dans certaines circonstances, on y associe des thérapeutiques « ciblées », c'est-à-dire des traitements à visée moléculaire comme le trastuzumab [1] ou le ZR3869 [2].

Une des principales interrogations quant à la validité des traitements systémiques chimiothérapiques repose sur le fait que s'il est désormais possible

---

1. *Herceptin.*
2. *Iressa.*

d'identifier des sous-groupes de patientes à haut risque métastatique, nous ne disposons pas actuellement de paramètres biologiques fiables prédictifs de chimiosensibilité, contrairement aux traitements hormonaux pour lesquels la présence de récepteurs est un facteur prédictif fiable d'efficacité thérapeutique.

Surveillance du traitement

Elle devra être poursuivie de longues années. Son but est avant tout de dépister une rechute locale après traitement conservateur, accessible à un geste curateur. Parallèlement, la surveillance permet la prise en charge précoce d'éventuelles métastases ou la survenue d'un cancer du sein controlatéral.

L'examen clinique reste bien entendu l'élément clé de la surveillance.

En routine, le seul examen de surveillance réellement performant est la mammographie controlatérale, et homolatérale en cas de traitement conservateur. Le dosage régulier du CA 15-3 pourrait permettre de dépister précocement une rechute infraclinique mais l'indication de ce dosage ne fait l'objet d'aucun consensus ni d'aucune recommandation. Enfin la surveillance au long cours permet de dépister et prendre en charge la survenue de complications iatrogènes.

TRAITEMENT LOCORÉGIONAL

Quand peut-on faire un traitement conservateur pour un cancer du sein?

Évolution des idées

On a longtemps cru que la sécurité carcinologique nécessitait une chirurgie très large et très mutilante. L'idée directrice était une théorie de l'évolution du cancer du sein basée sur une propagation de proche en proche, ignorant le fait que des micrométastases peuvent être potentiellement présentes dès le diagnostic. C'est ainsi que l'intervention de *Halsted* ou mastectomie radicale était pratiquement la seule solution chirurgicale jusqu'aux années 1970. Elle consistait en l'ablation en bloc du sein, des muscles petit et grand pectoral et de la totalité des lymphatiques axillaires, entraînant des séquelles esthétiques et fonctionnelles considérables. À la lumière d'études multicentriques portant sur plusieurs milliers de patientes, on a montré de façon formelle qu'une chirurgie moins radicale permettait les mêmes taux de survie, ou à l'inverse, qu'une chirurgie très mutilante n'empêchait pas la survenue même tardive d'un décès par métastases. La mastectomie radicale modifiée type *Patey* sacrifie toujours le sein, mais (du moins dans sa variante la plus courante) respecte les muscles pectoraux et ne retire que les lymphatiques situés en dessous de la veine axillaire, ce qui limite considérablement les séquelles (fig. 4.2).

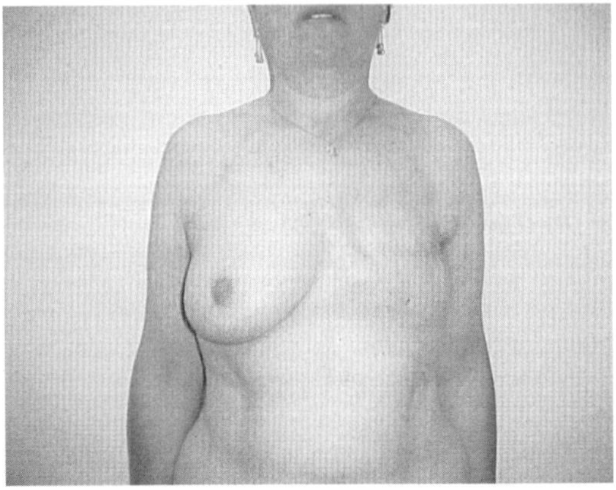

Fig. 4.2 *Mastectomie radicale modifiée (Patey).*
(Photographie reproduite p. I du cahier couleurs.)

Plus récemment, on s'est interrogé sur la nécessité de la mastectomie. Des études internationales ont comparé la survie d'un groupe de patientes traitées par mastectomie à la survie d'un groupe de patientes traitées par quadrantectomie *et* radiothérapie externe (RTE), qui est apparue comme le complément *indispensable* de la chirurgie conservatrice.

Il faut noter qu'il n'existe aucune différence de survie entre d'une part chirurgie radicale et d'autre part traitement conservateur avec irradiation (tableau 4.I).

Tableau 4.I. *Essais randomisés comparant mastectomie et chirurgie conservatrice mammaire. Taux de survie*

Essais	*Nombre Patientes*	*Suivi (ans)*	*Survie après Chirurgie Conservatrice + RTE (%)*	*Survie après Mastectomie (%)*
Milan I	701	13	71	69
NSABP-06	1 529	12	63	58
EORTC	903	8	70	70
NCI	247	10	77	75
DCBG	905	6	79	82
IGR	179	10	80	79

Le taux de rechute locale est comparable dans les bras mastectomie et radiothérapie post-traitement conservateur mammaire (tableau 4.II).

Tableau 4.II. *Essais randomisés comparant mastectomie et chirurgie conservatrice mammaire. Taux de rechute locale*

Essais	*Nombre Patientes*	*Suivi (ans)*	*Rechute locale après Chirurgie Conservatrice + RTE (%)*	*Rechute locale après Mastectomie (%)*
Milan I	701	13	4	2
NSABP-06	1 529	12	10	8
EORTC	903	8	13	9
NCI	247	10	20	6
DCBG	905	6	3	4
IGR	179	10	7	9

Sept essais prospectifs randomisés ont évalué l'utilité de la radiothérapie en comparant une chirurgie conservatrice seule ou suivie de radiothérapie mammaire (tableau 4.III). Malgré la sélection de patientes porteuses de tumeurs réunissant des critères de bon pronostic, ces 7 essais retrouvent une diminution importante du risque de rechutes locales en cas d'irradiation postopératoire.

Ce bénéfice local est, dans ces 7 essais, net avec une diminution de 56 à 76 % du risque de rechute locale.

Tableau 4.III. *Essais randomisés comparant chirurgie conservatrice seule et suivie de radiothérapie*

Essais	*Nombre patientes*	*Recul (ans)*	*Rechutes après chirurgie (%)*	*Rechutes après chirurgie + RTE (%)*	*% réduction de rechutes*
NSABP B-06	1 265	17	36	12	67
Ontario	837	7,6	35	11	69
Milan	579	10	24	6	75
Scottish	585	5,7	25	6	76
English	399	5	35	13	63
Uppsala Orebro	381	10	24	9	63
Finland	152	6,7	18	8	56

La radiothérapie postopératoire doit donc être systématique après une chirurgie conservatrice.

Ces conclusions s'entendent bien sûr dans la mesure où les contre-indications au traitement conservateur sont respectées.

Ces contre-indications sont relatives à :

– *la taille de la tumeur :* la limite classique de 30 mm, au-delà de laquelle le traitement conservateur (TC) est habituellement contre-indiqué peut être actuellement nuancée. Pour de nombreuses équipes, une taille tumorale plus importante est l'indication d'une chimiothérapie néoadjuvante. Ces traitements réduisant la taille de la tumeur permettent de se retrouver en situation de réaliser un traitement chirurgical conservateur (le risque de récidive locale est alors toutefois plus élevé). Il va de soi que le rapport taille de la tumeur/taille du sein doit rentrer en ligne de compte et qu'il sera imprudent de conserver un sein de très petite taille où existe une relativement grosse tumeur. À l'opposé, un volume mammaire important peut permettre d'élargir certaines indications de conservation;

– *la situation de la tumeur :* une tumeur centrale, juxtamamelonnaire est classiquement une contre-indication au traitement conservateur [3];

– *le caractère évolutif de la tumeur :* les tumeurs à croissance rapide, avec au maximum le cancer inflammatoire ou mastite carcinomateuse (PEV 3) sont des contre-indications à la chirurgie première. Le temps chirurgical qui succède alors à la chimiothérapie néoadjuvante n'est traditionnellement pas conservateur; dans le même ordre d'idée, la présence d'une adénopathie fixée (N2) est une contre-indication à la chirurgie première, voire pour certains à la conservation mammaire;

– *la grossesse,* bien qu'une chirurgie mammaire conservatrice soit possible au cours du 3ᵉ trimestre avec irradiation au décours de l'accouchement;

– *une tumeur bi- ou plurifocale* contre-indique théoriquement la conservation; cette attitude doit être toutefois nuancée en particulier si les deux foyers tumoraux sont proches;

– la présence d'un *contingent étendu de carcinome intracanalaire* sur la pièce de résection augmente le risque de récidive locale et contre-indique dans certaines conditions la conservation mammaire;

– on en rapproche l'existence de *microcalcifications d'allure suspecte étendues*;

– *la récidive locale après un traitement conservateur antérieur.* Il est généralement admis qu'on ne peut pas recommencer un traitement conservateur, une récidive locale imposant en règle générale la réalisation d'une mastectomie dite de rattrapage. Cette attitude, ici encore, mérite d'être nuancée en fonction du site et du délai de la rechute, ainsi que des possibilités de préservation de l'esthétique du sein après chirurgie.

Enfin, le cas particulier des patientes présentant une *mutation du gène BRCA 1 ou 2* constitue *a priori* une contre-indication au traitement conservateur. On note en effet ici un taux élevé de rechutes locales après TC. Ce taux semble en rapport avec des rechutes précoces, plutôt liées à l'âge moyen de ces patientes jeunes qu'à la mutation du gène. On note en revanche une plus grande fréquence de rechutes tardives survenant 10 ou 12 ans après le premier

3. En cas de tumeur centrale, certaines équipes procèdent à l'ablation de la plaque aréolomamelonnaire (P.A.M.) et de la partie centrale du sein tout en en conservant la partie périphérique (« PAMectomie »). Cette opération peut être assortie d'une reconstruction immédiate de l'aréole et du mamelon.

cancer et qui seraient des nouveaux cancers liés à la mutation. Ce taux de deuxième cancer, plus de 2,5 fois plus élevé que dans les formes sporadiques, est un argument en défaveur de la conservation mammaire dans ce contexte.

La possibilité d'une toxicité particulière de la radiothérapie dans ce contexte a été un moment évoquée (troubles de réparation de l'ADN dus à la mutation) mais paraît pouvoir être écartée.

La mise en évidence d'une mutation BRCA 1 ou 2 après la réalisation d'un TC doit faire envisager la totalisation de la mastectomie, éventuellement assortie d'une mastectomie préventive controlatérale. La chimioprévention pourrait être une alternative à cette mastectomie prophylactique. Des études sont actuellement en cours avec le tamoxifène, les anti-aromatases, les inhibiteurs spécifiques des récepteurs aux œstrogènes.

❐ Aspects techniques

Il existe une terminologie un peu floue en matière de traitement conservateur, car les différentes zones du sein (quadrants) n'ont pas de réalité anatomique.

La *tumorectomie* est l'ablation de la tumeur elle-même. Ce geste est suffisant en cas de tumeur bénigne mais doit être complété en cas de cancer par l'ablation d'une zone de sécurité péritumorale, variant de quelques millimètres à un ou deux centimètres selon les auteurs. Cette intervention est parfois appelée *zonectomie*.

La *quadrantectomie* est une large tumorectomie, emportant théoriquement le quart du sein.

Plus la quantité de tissu mammaire enlevé va être importante, plus il sera nécessaire de compléter le geste effectué par un geste plastique pour éviter une séquelle esthétique parfois majeure. Ce geste complémentaire sera surtout utile en cas d'intervention sur les quadrants inférieurs du sein (risque de « capotage » du mamelon avec aspect en « bec d'aigle ») (fig. 4.3).

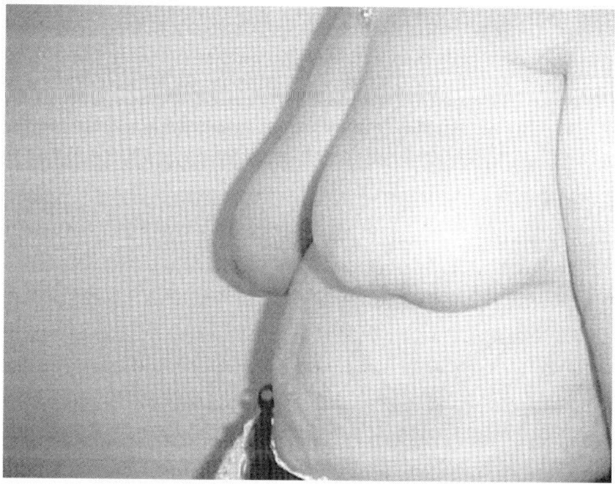

Fig. 4.3 *Séquelle de traitement conservateur (quadrantectomie inféro-externe). Aspect de capotage du mamelon.* (Photographie reproduite en p. I du cahier couleurs.)

Souvent, on prévoit maintenant avant la réalisation d'un TC, d'effectuer une véritable *plastie mammaire*, avec une éventuelle symétrisation controlatérale dans le même temps ; c'est désormais le rôle de la chirurgie « oncoplastique ». Il est préférable de réaliser ce type de geste d'emblée, avant toute radiothérapie.

❒ Surveillance du sein opéré

Elle doit être attentive pour dépister une *récidive locale*. Sa survenue précoce est en général due aux tumeurs de haut grade ou à un contrôle chirurgical insuffisant à la première intervention. (*cf.* « Récidives locales après traitement conservateur »).

Quelles sont les voies d'abord utilisées dans la chirurgie du cancer du sein ?

Les objectifs de cette chirurgie sont avant tout d'obtenir un contrôle tumoral complet, mais également dans la mesure du possible de réduire les séquelles esthétiques et fonctionnelles.

L'abord direct de la tumeur ne s'impose réellement que si la tumeur est située superficiellement dans la glande. De même la résection cutanée en regard de la tumeur n'est nécessaire qu'en cas de doute quant à un envahissement cutané (rétraction, méplat, inflammation). Dans ces cas d'abord direct, l'incision sera de préférence arciforme, concentrique par rapport à l'aréole, sauf à la partie centrale des quadrants inférieurs ou elle pourra être radiée (verticale).

Il est donc très souvent possible de réaliser des incisions discrètes : péri-aréolaires, sous-mammaires ou axillaires. Il est indispensable de réaliser un soigneux décollement cutanéoglandulaire jusqu'à l'aplomb de la tumeur pour éviter d'entraîner une déformation postopératoire. La voie sous-mammaire permet une exploration très large de la glande par sa face profonde sans décollement cutané et permet souvent des réparations glandulaires de bonne qualité après exérèse importante. Toutefois, il faut garder à l'esprit que toute incision de tumorectomie doit pouvoir être compatible avec une éventuelle incision de mastectomie ultérieurement nécessaire. La voie péri-aréolaire est souvent l'incision de choix, permettant sous réserve d'un décollement important un abord large du sein (fig. 4.4).

Dans le cas de grosses tumeurs, surtout au niveau des quadrants inférieurs, on peut dans certains cas éviter la mastectomie en recourant à des techniques de plastie mammaire de réduction. Ceci permet des exérèses parenchymateuses réglées volumineuses tout en améliorant sensiblement l'aspect esthétique du sein opéré. La rançon cicatricielle est en général un T inversé, c'est-à-dire une péri-aréolaire, une sous-mammaire et un trait vertical les reliant entre elles.

Dans la plupart des cas de traitement conservateur, l'incision pratiquée pour l'exploration axillaire doit être distincte de l'incision de tumorectomie sous peine de risquer une déformation postopératoire ou une bride cicatricielle. Cette incision est en règle transversale, à la limite de la zone pileuse, entre les reliefs aisément repérables du grand pectoral en avant et du grand dorsal en arrière.

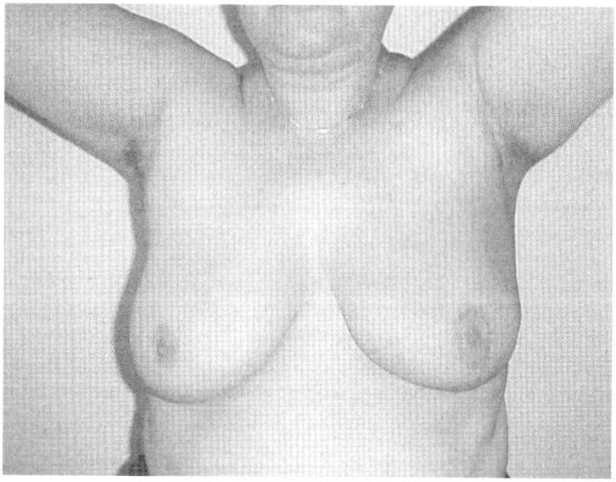

Fig. 4.4 *Traitement conservateur.*

Patiente de 48 ans. Carcinome intracanalaire du quadrant supéro-externe gauche diagnostiqué par microbiopsies. Exérèse par voie péri-aréolaire suivie de radiothérapie. Aspect à 6 mois. (Photographie reproduite en p. I du cahier couleurs.)

La mastectomie, hors les cas très particuliers des cancers inflammatoires et des T4 envahissant la peau, ne nécessite pas un important sacrifice cutané. Depuis l'abandon de l'intervention de Halsted, les mastectomies de type Patey se font à l'aide d'une incision fusiforme englobant la plaque aréolomamelonnaire. Il n'est pas nécessaire d'inciser en regard du bord de la glande pour peu que l'on pratique un décollement cutanéoglandulaire de bonne qualité : le décollement dans le plan des crêtes de Duret, très peu hémorragique, permet de s'assurer de l'absence de reliquat glandulaire sous cutané, et, à l'inverse, de ne pas trop s'approcher de la face profonde du derme ce qui entraînerait un risque de nécrose cutanée. À la limite, le sacrifice cutané peut être réduit à sa plus simple expression, la réalisation d'une mastectomie (et d'un curage axillaire) par une voie péri aréolaire étant tout à fait licites et réalisables dans des mains entraînées (*Skin sparing mastectomy*) (fig. 4.5). Ceci permet en outre de rassembler les meilleures conditions en vue d'une reconstruction immédiate.

En revanche, si l'on ne planifie pas une reconstruction immédiate, il n'est ni nécessaire ni souhaitable de laisser trop d'excédent cutané. Celui-ci est en effet en règle inexploitable et de qualité esthétique médiocre après la cicatrisation et une éventuelle radiothérapie.

Dans le cas particulier de la chirurgie à visée diagnostique, par exemple exérèse biopsique d'un foyer de microcalcifications, la voie d'abord devra être encore plus qu'ailleurs discrète et non délabrante, de préférence péri-aréolaire ou sous-mammaire.

La qualité des sutures sera dans tous les cas primordiale. On préférera les surjets intradermiques avec leurs cicatrices linéaires aux points séparés : ces

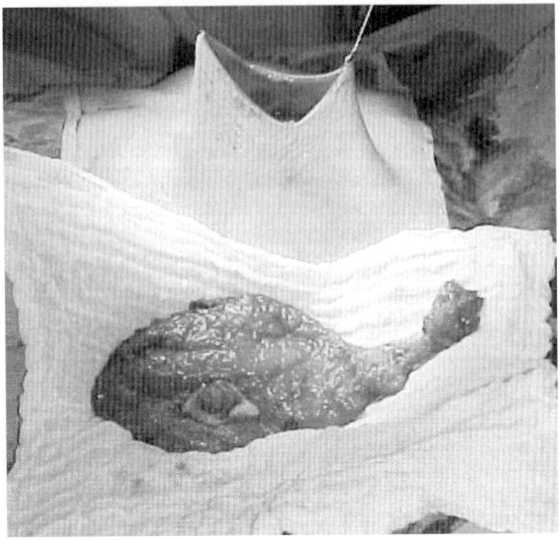

Fig. 4.5 *Mastectomie avec conservation de l'étui cutané.*

L'ablation de la totalité de la glande et le curage axillaire sont effectués par voie péri-aréolaire. (Photographie reproduite en p. II du cahier couleurs.)

derniers entraînent de très inesthétiques cicatrices en échelle de perroquet, qui de plus nécessitent souvent des sacrifices cutanés supplémentaires et inutiles en cas de reconstruction ultérieure.

Qu'est ce que la chirurgie oncoplastique?

Longtemps considérée comme le parent pauvre de la chirurgie générale, la chirurgie du cancer du sein a grandement bénéficié ces dernières années de l'apport des techniques de chirurgie plastique jusqu'à devenir une spécialité d'organe à part entière.

Le fait pour un chirurgien d'être à même d'assurer en même temps le versant carcinologique et le versant plastique d'une intervention de chirurgie mammaire comporte plusieurs avantages en terme de sécurité carcinologique comme en termes de qualité du résultat plastique. Les avantages psychologiques sont par ailleurs indéniables vis-à-vis de la patiente.

Au plan chirurgical, la possibilité d'exérèses parenchymateuses volumineuses avec correction des séquelles esthétiques en recourant si besoin aux techniques de plastie de réduction, voire à des techniques complexes comme l'utilisation de lambeaux glandulaires, permet d'assurer un traitement locorégional carcinologiquement satisfaisant dans des cas classiquement jugés limites pour la conservation. En cas de mastectomie, la réalisation d'une reconstruction immédiate par la même équipe permet de concilier des exigences techniques parfois contradictoires, le recours à deux équipes différentes pouvant poser de nombreux problèmes d'ordre notamment logistique.

Enfin, la chirurgie correctrice des séquelles du traitement conservateur, par mastectomie-reconstruction immédiate en cas de séquelles majeures ou par plastie de remodelage constitue également un domaine important de la chirurgie oncoplastique du sein (fig. 4.6).

Au plan relationnel, la patiente peut certainement bénéficier de l'existence d'un interlocuteur chirurgical unique. Celui-ci sera par exemple à même de contrôler l'aspect d'une prothèse, d'interpréter une imagerie de surveillance, de réaliser une biopsie sur une zone suspecte, sans que la patiente et son oncologue aient à décider à quel chirurgien confier le problème.

La chirurgie oncoplastique du sein est ainsi en passe de devenir la spécialité chirurgicale à même d'assurer les différents aspects de la prise en charge chirurgicale du cancer du sein.

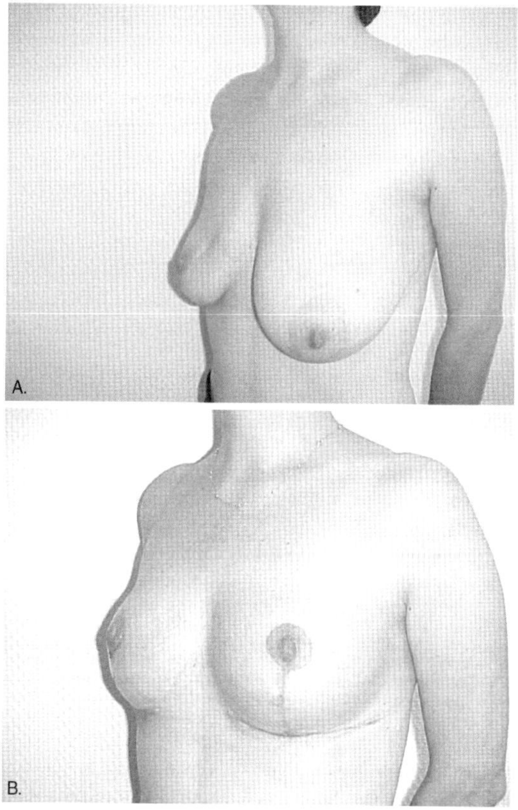

Fig. 4.6 *Correction de séquelles de traitement conservateur.*

Asymétrie sévère et défect du quadrant supéro-interne 5 ans après traitement conservateur pour cancer du sein droit. A. avant chirurgie correctrice; B. après plastie de remodelage et symétrisation. (Photographies reproduites en p. II du cahier couleurs.)

Quand et comment doit-on faire un curage ganglionnaire ?

Quand il existe au niveau du sein une tumeur infiltrante, c'est-à-dire ayant franchi la membrane basale, il existe par définition un risque métastatique. Le cancer du sein étant très lymphophile, il est apparu depuis longtemps que la propagation se faisait préférentiellement par voie lymphatique.

L'intérêt du curage ganglionnaire est avant tout pronostique en raison de sa valeur prédictive concernant le risque de dissémination métastatique. Il constitue également un élément du contrôle locorégional, une récidive ganglionnaire étant parfois observée en cas de curage insuffisant.

Deux sites ganglionnaires sont principalement concernés : le creux axillaire et la chaîne mammaire interne (fig. 4.7). La très grande majorité des équipes se contente actuellement d'un curage axillaire, le curage mammaire interne n'apportant pas beaucoup plus de renseignements et étant grevé d'une morbidité spécifique plus lourde. La fréquence de l'envahissement mammaire interne est diversement appréciée selon les équipes, mais schématiquement on peut résumer la probabilité d'invasion de la chaîne mammaire interne (CMI) en fonction de la localisation de la tumeur primitive et de l'invasion axillaire (tableau 4.IV).

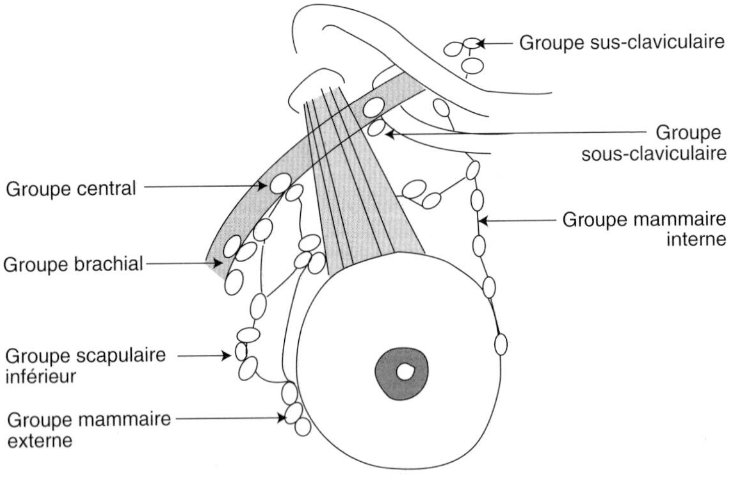

Fig. 4.7 *Les lymphatiques du sein.*

Tableau 4.IV. *Probabilité d'invasion de la CMI en fonction de la localisation de la tumeur et du N axillaire*

	Localisation de la tumeur primitive					
Statut du N axillaire	*Quadrant supéro-interne*	*Quadrant inféro-interne*	*Centrale*	*Quadrant supéro-externe*	*Quadrant inféro-externe*	*Ensemble*
Pas d'invasion	14 %	6 %	7 %	4 %	5 %	8 %
Invasion	45 %	72 %	46 %	22 %	19 %	35 %
Ensemble	27 %	33 %	32 %	14 %	13 %	22 %

Le curage axillaire, pour éviter autant que possible les séquelles dues à la stase lymphatique du membre supérieur, n'enlève en routine que le tissu lymphatique situé en dessous de la veine axillaire. Il emporte les ganglions situés en dehors et en arrière du muscle petit pectoral (2 premiers étages), rarement en dedans.

En cas de traitement conservateur, le curage doit être fait par une incision séparée. En cas de mastectomie il est effectué en un seul bloc avec le sein. Il est fondamental de préserver au cours du curage le nerf du grand dentelé (nerf de Charles Bell ou nerf thoracique long) et le nerf du grand dorsal. Parfois plus délicate, la préservation du rameau perforant du 2e nerf intercostal est importante pour le confort des patientes en évitant douleurs et dysesthésies de la face interne du bras (fig. 4.8).

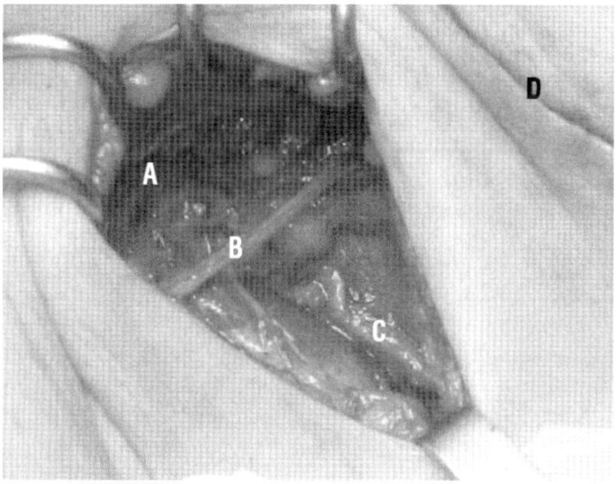

Fig. 4.8 *Creux axillaire au cours d'un curage ganglionnaire.*

A. veine axillaire; B. rameau perforant du 2e nerf intercostal; C. pédicule vasculo-nerveux du grand dorsal; D. incision de tumorectomie. (Photographie reproduite en p. II du cahier couleurs.)

Des techniques mini-invasives destinées à réduire la morbidité du curage axillaire (curage par lipo-aspiration, vidéo-endoscopie) ont été étudiées et sont actuellement abandonnées. En revanche, l'étude du *ganglion sentinelle* semble une technique prometteuse et fiable, permettant dans un grand nombre de cas d'éviter un curage axillaire inutile (*cf. infra*).

Pour être interprétable, un curage doit emporter au moins 9 à 10 ganglions. On considère qu'un éventuel envahissement axillaire s'effectue de proche en proche sans sauter de relais. En l'absence d'envahissement des relais inférieurs, la probabilité d'atteinte des ganglions internes ou sus-claviculaires est très faible. Par contre, l'existence de métastases ganglionnaires sur la partie basse du curage incite à pousser l'exérèse. C'est pourquoi certaines équipes font pratiquer un examen histologique extemporané sur les pièces de curage axillaire et complètent celui-ci vers le troisième étage voire vers le creux sus-claviculaire en cas d'envahissement massif. L'intérêt d'un tel geste n'est pas reconnu de façon consensuelle.

EN PRATIQUE

Tout cancer infiltrant doit être assorti d'un prélèvement ganglionnaire axillaire homolatéral.
La plupart des équipes ne pratiquent pas de curage mammaire interne, même en cas de cancer localisé dans les quadrants internes du sein, et se contentent en règle d'une irradiation de la chaîne mammaire interne.

Quelles sont les complications du curage ganglionnaire axillaire ?

Le curage axillaire possède une certaine morbidité : outre les complications immédiates dues à la lésion chirurgicale d'éléments anatomiques régionaux (en particulier nerveux) qui ne devraient pas se voir, on distingue les complications précoces et tardives.

De façon précoce, il s'agit essentiellement d'épanchements lymphatiques (lymphocèles). Extrêmement fréquents, ils sont de volume variable, parfois très abondants. On les traite par ponctions répétées (fig. 4.9), voire dans certains cas rebelles par mise en place d'un drainage externe. Ils s'amendent spontanément, en général dans un délai de 2 à 4 semaines. Ils sont parfois à l'origine de séquelles esthétiques cutanées et de séquelles douloureuses prolongées.

Plus tardivement, on observe des troubles dus à la stase veineuse et lymphatique (lymphœdème) pouvant siéger au niveau du sein opéré et/ou au niveau du membre supérieur, réalisant au maximum le classique *gros bras*. Devenues moins fréquentes et surtout moins sévères depuis l'abandon de l'opération de Halsted et de l'irradiation axillaire systématique, les « gros bras » constituent un problème souvent difficile (fig. 4.10).

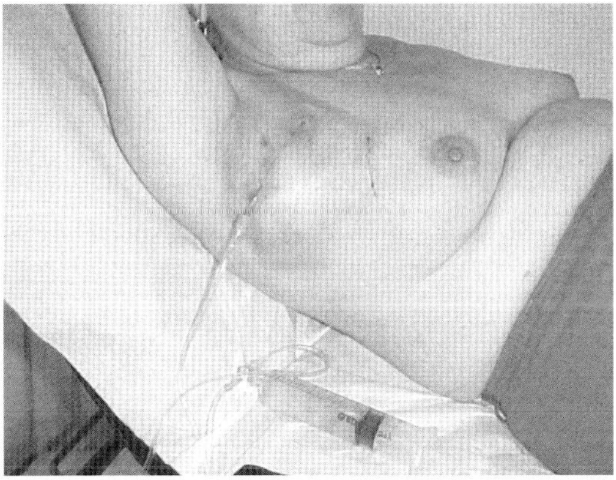

Fig. 4.9 *Ponction de lymphocèle axillaire.* (Photographie reproduite en p. II du cahier couleurs.)

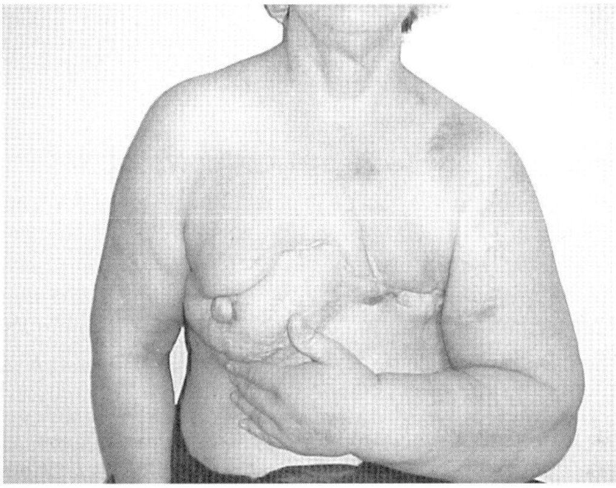

Fig. 4.10 *Rechute pariétale avec nodules de perméation et gros bras à gauche.* Il existe également une rechute à droite après traitement « conservateur ». (Photographie reproduite en p. III du cahier couleurs.)

La date d'apparition du lymphœdème est variable par rapport à celle du traitement locorégional initial, mais elle peut être très retardée, survenant parfois dix à quinze ans après la chirurgie. Il faut savoir rechercher l'apparition d'une récidive locale ou d'une rechute axillaire lors de l'apparition d'un lymphœdème, mais celui-ci est le plus souvent sans rapport avec l'évolution de la maladie.

Il existe un certain nombre de précautions après curage axillaire destinées à éviter une poussée de lymphœdème : en règle, il faut préconiser aux patientes l'absence de toute prise de tension artérielle au membre supérieur du côté traité, l'absence de ponction veineuse, toute attitude posturale favorisant la stase, le port de gants pour tous les gestes de la vie quotidienne susceptibles d'entraîner des blessures même minimes. Par ailleurs, le lymphœdème peut se compliquer de lymphangite (gros bras douloureux et inflammatoire avec fièvre et frissons) favorisée par des microtraumatismes répétés. Le traitement de cette complication fait appel à une antibiothérapie et à des anti-inflammatoires.

La kinésithérapie précoce avec drainage lymphatique manuel est préconisée assez largement dans le traitement du lymphœdème, mais son efficacité est contestée. Elle doit être effectuée par un opérateur entraîné et associée à la contention locale prolongée. On peut en outre faire appel aux traitements lymphokinétiques comme la coumarine. La chirurgie, d'indication exceptionnelle, a des résultats très inconstants.

D'autres séquelles à long terme, beaucoup plus fréquentes, sont représentées par les douleurs chroniques, éventuellement associées à des dysesthésies de la face interne du bras, et surtout les limitations des mouvements de l'épaule. Cette séquelle, de gravité variable mais parfois invalidante, est de mécanisme complexe, et se manifeste au maximum par une capsulite rétractile de l'épaule. Son traitement, une fois les lésions constituées est complexe et décevant et justifie là encore la conduite d'une kinésithérapie précoce dès l'apparition de signes de gêne fonctionnelle. La douleur, quant à elle, doit être reconnue et prise en charge précocement.

Qu'est-ce que le ganglion sentinelle (GS) ?

La réalisation d'un curage axillaire conventionnel n'est pas exempte d'une certaine morbidité : douleurs, dysesthésies, lymphocèle, lymphœdème… La réalisation systématique d'un curage axillaire chez les patientes présentant un cancer infiltrant de petite taille peut sembler excessive car dans de nombreux cas ce curage est négatif : un tel geste se révèle alors inutile, et donc dans une certaine mesure, nuisible.

L'expérience acquise dans d'autres pathologies malignes, en particulier le mélanome, a permis de développer et de valider le principe du ganglion sentinelle : l'identification du premier relais ganglionnaire drainant la tumeur, son examen histologique, et la quasi-certitude que les autres ganglions seront indemnes si le ganglion prélevé l'est lui-même. La positivité du GS doit donc entraîner la réalisation d'un curage conventionnel. Ceci implique une réintervention si l'examen du GS n'a pu être réalisé en extemporané. Il va de soi que cette méthode ne pourra être totalement validée en pathologie mammaire que si elle possède un taux extrêmement faible de faux négatifs, de l'ordre de 2 % (idéalement 0 %). Un faux négatif entraîne bien sûr un risque de rechute axillaire. L'expérience de l'équipe ne peut s'acquérir qu'après de nombreuses interventions au cours desquelles le ganglion sentinelle sera prélevé à part et le curage conventionnel réalisé systématiquement.

L'identification du ganglion sentinelle est réalisable par deux procédés : l'injection d'un colorant lymphophile tel que le *Bleu Patent* ou l'injection d'un traceur radioactif tel que le Technétium. L'injection du marqueur a lieu à proximité du lit tumoral, voire simplement en rétro aréolaire.

La technique par colorant est de réalisation simple, l'injection per-opératoire entraînant en quelques minutes l'apparition du bleu dans la région axillaire et la coloration intensément bleutée du ganglion sentinelle (fig. 4.11). La difficulté du procédé tient au fait que la situation anatomique du ganglion sentinelle est variable, et que sa recherche peut de ce fait être laborieuse. L'expérience de l'opérateur est ici un paramètre important. La présence du colorant dans le ganglion doit être attestée par l'anatomopathologiste (fig. 4.12). Il faut également noter que l'injection de bleu entraîne une pigmentation cutanée mammaire susceptible de persister plusieurs semaines et d'entraîner une coloration des urines ce dont la patiente doit être prévenue.

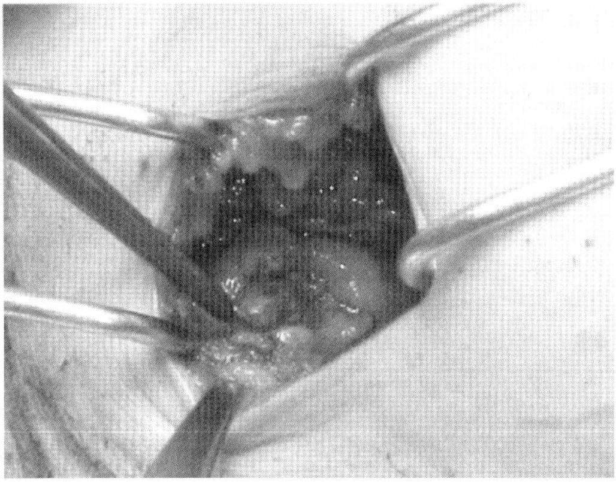

Fig. 4.11 *Ganglion sentinelle en place.* (Photographie reproduite en p. III du cahier couleurs.)

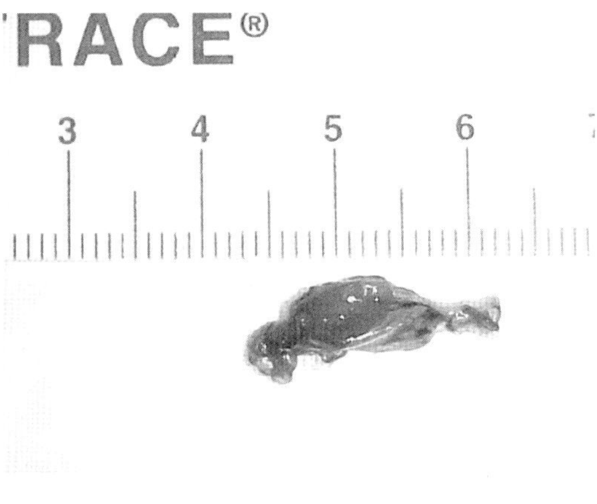

Fig. 4.12 *Ganglion sentinelle prélevé avec son canal afférent.* (Photographie reproduite en p. III du cahier couleurs.)

La méthode du traceur radioactif permet le repérage et le marquage cutané préopératoire du GS. Ceci facilite le repérage des ganglions ectopiques, ainsi que des localisations mammaires internes. Cette technique nécessite une logistique plus lourde puisque la détention et l'utilisation de biomarqueurs radioactifs impliquent le recours à un service spécialisé de médecine nucléaire ce qui disqualifie de ce fait la plupart des établissements de soins de taille petite ou moyenne. En outre le repérage du GS fait ici appel à une sonde réceptrice assez coûteuse. Certaines équipes utilisent conjointement les deux méthodes ce qui permettrait de diminuer le taux de faux négatifs.

Le protocole de recherche de métastases au sein du GS est variable selon les équipes, le consensus n'existant pas quant au nombre de coupes à effectuer, ni sur la possibilité d'effectuer cette recherche en extemporané.

Dans la pratique, la recherche du GS sera réservée aux patientes qui ont une faible probabilité d'envahissement ganglionnaire axillaire, c'est-à-dire essentiellement les tumeurs de petite taille. De même seront en principe exclues les patientes ayant déjà fait l'objet d'une chimiothérapie ou les patientes en situation de récidive. Un problème particulier est celui des carcinomes lobulaires infiltrants dont les métastases axillaires sont souvent microscopiques ou paucicellulaires et de ce fait susceptibles d'échapper à l'examen histologique surtout s'il est effectué en extemporané. Ces cas doivent faire l'objet d'un protocole spécial et sont pour certains une contre indication de la méthode. Celle-ci est par contre intéressante dans des situations telles que le carcinome canalaire *in situ* avec présence d'un contingent micro infiltrant, ou dans les petits carcinomes infiltrants où la probabilité de métastase axillaire est faible.

Dans tous les cas, le recueil du consentement éclairé de la patiente est souhaitable.

Quand un cancer est-il dit « inopérable » ?

Quand il existe un risque métastatique majeur, on considère que le traitement locorégional doit être différé au profit d'un traitement général par chimiothérapie néoadjuvante. Plutôt qu'« inopérable », on devrait plutôt dire « inopérable d'emblée », car le traitement local sera effectué secondairement.

Cette attitude est adoptée dans les cas suivants :

– volumineuses tumeurs. Le seuil est variable selon les équipes (30, 50, 60 mm…) et selon le rapport taille tumorale/taille du sein ;
– cancers inflammatoires (PEV2, PEV3) ;
– N2 ou N3 ;
– métastase inaugurale (5 % des cas) ;
– femmes âgées ou difficilement opérables pour des raisons de comorbidité et présentant des récepteurs hormonaux positifs : il est ici tout à fait légitime de proposer initialement un traitement hormonal soit exclusif soit néoadjuvant avant chirurgie ou surtout radiothérapie.

Un « *grading* » de la tumeur est effectué par une biopsie permettant le recueil de certains éléments minimum de pronostic : grade SBR, récepteurs hormonaux. En revanche un statut ganglionnaire précis ne peut pas être obtenu en l'absence de curage chirurgical.

Une chimiothérapie néoadjuvante est alors entreprise. Son protocole varie selon les équipes. Elle comporte en général 3 à 6 cures.

À l'issue de cette chimiothérapie première, le traitement locorégional peut alors être entrepris : chirurgie précédée ou suivie de radiothérapie [4]. Il s'agit en règle d'une mastectomie, mais la diminution parfois très importante de la taille tumorale sous chimiothérapie permet alors de faire bénéficier ces patientes d'un traitement conservateur. Toutefois le risque de récidive locale est alors à prendre en considération.

Quand faut-il un examen extemporané ?

Le fait de pouvoir porter immédiatement au cours de l'intervention chirurgicale un diagnostic fiable de malignité présente un intérêt considérable en terme de stratégie thérapeutique et de contrôle du geste chirurgical. Il est toutefois à noter que la généralisation des techniques de biopsie guidée fait que l'obtention d'un diagnostic préopératoire de malignité est une situation de plus en plus répandue. Les équipes susceptibles de bénéficier d'une telle approche voient l'importance de l'examen extemporané diminuer d'autant dans leur conduite tactique. Il reste cependant indispensable pour l'étude des marges de résection.

Les conditions techniques parfois difficiles dans lesquelles s'effectuent les examens histologiques extemporanés font que le recours à de tels examens doit comporter un certain nombre de restrictions :

– l'examen doit être fait dans des conditions de fiabilité suffisante. En particulier le matériel tissulaire fourni doit être suffisamment abondant, et d'autre part, l'état pathologique doit pouvoir avec une sécurité suffisante être diagnostiqué en extemporané. Par exemple, on considère qu'il ne faut pas effectuer d'examen extemporané sur des lésions de très petit volume ou sur des microcalcifications isolées sans tumeur palpable ;

– la réalisation d'un examen extemporané doit permettre de répondre à une question précise, et cette réponse doit permettre de déboucher sur une attitude pratique : en d'autres termes, il ne faut pas demander d'extemporané si le résultat n'est pas susceptible d'entraîner la modification du geste projeté.

EN PRATIQUE

L'examen extemporané est très largement pratiqué en chirurgie mammaire, quasi systématiquement quand existent des lésions suffisamment volumineuses, quand sa réalisation permet d'aider en cours d'intervention à une décision thérapeutique.

4. Certaines équipes proposent des protocoles non chirurgicaux comportant une chimiothérapie néo-adjuvante et une irradiation à visée exclusive à toutes les patientes, même considérées comme « opérables ». Cette attitude, dont les résultats sont intéressants, est controversée.

RADIOTHÉRAPIE

L'effet biologique des radiations ionisantes s'exerce principalement au niveau du matériel cellulaire. L'ionisation du milieu par transfert d'énergie produit des radicaux libres instables et chimiquement très réactifs, qui schématiquement sont susceptibles d'induire des coupures sur les brins d'ADN, à l'origine d'une mort cellulaire immédiate ou retardée.

L'effet différentiel de radiosensibilité entre tissu sain et tumeur se traduit par la régression de la population de cellules tumorales situées dans le tissu vivant normal. Ceci est important dans le cancer du sein où il faut concilier action tumoricide efficace et possibilité de réparation des tissus sains avoisinants notamment cutanés et sous-cutanés.

Actuellement, la radiothérapie fait partie intégrante du traitement locorégional du cancer du sein. Elle est également utilisée en phase métastatique comme traitement palliatif, essentiellement des localisations osseuses et cérébrales. Les indications de la radiothérapie et des différents volumes-cibles, dépendent des caractéristiques de la tumeur initiale et du type de chirurgie réalisée.

Comment se déroule l'irradiation après traitement conservateur ?

L'irradiation est classiquement réalisée à la dose de 45 à 50 Gy sur l'ensemble du sein et éventuellement sur les aires ganglionnaires sous forme de 4 à 5 séances par semaine de 1,8 à 2,25 Gy. Un complément de dose de 10 à 20 Gy, le « boost » (ou surdosage ou surimpression), est réalisé sur le lit tumoral initial. La grande majorité des rechutes après chirurgie mammaire partielle survient au pourtour de la zone d'exérèse chirurgicale d'où le recours à ce complément de radiothérapie qui n'altère pas les résultats esthétiques.

Certaines équipes remplacent le surdosage par radiothérapie externe par une curiethérapie.

La radiothérapie se déroule donc sur une période de 6 à 7 semaines.

Quels volumes irradier ?

Les volumes à irradier après chirurgie conservatrice restent discutés. Dans la pratique courante deux situations se rencontrent selon l'existence ou non d'une atteinte ganglionnaire axillaire.

Classiquement en cas d'atteinte ganglionnaire axillaire, la radiothérapie est réalisée sur le sein et les aires de drainage sus-claviculaire et mammaire interne homo-latérales.

Le creux axillaire n'est pratiquement plus irradié, son irradiation accroissant le risque de lymphoedème sans modifier les taux de survie ou de rechute locale. Les rares indications à une radiothérapie axillaire sont l'existence d'un envahissement axillaire de plus de 4 ganglions, d'une rupture capsulaire ganglionnaire. En respectant ces indications le taux de rechute axillaire à 10 ans est de moins de 3 %.

Le rôle de l'irradiation ganglionnaire sus-claviculaire et mammaire interne est imprécis (néanmoins l'irradiation des régions mammaire interne et sus-claviculaire améliore la survie globale en cas de radiothérapie au décours d'une mastectomie).

Deux essais randomisés sont en cours pour évaluer l'apport de l'irradiation ganglionnaire en sus de l'irradiation mammaire dans le cadre du traitement conservateur.

En l'absence d'envahissement ganglionnaire axillaire, seul le sein est traité en cas de localisation de la tumeur dans les quadrants externes, par contre en cas de localisation tumorale dans les quadrants internes, le sein et la chaîne mammaire interne sont irradiés.

Quelles doses délivrer?

Dans de nombreux cancers une augmentation de la dose délivrée accroît le taux de contrôle locorégional, aboutissant à la notion d'escalade de dose en particulier étudiée pour les cancers ORL, prostatiques ou pulmonaires.

Par contre pour les cancers du sein l'augmentation de la dose délivrée au-delà de 65 Gy n'accroît pas le taux de contrôle. L'accroissement de dose ne permet pas en particulier de compenser le caractère incomplet d'une résection chirurgicale. 64 à 65 Gy permettent de diminuer le taux de rechute locale à moins de 10 % en cas de marge de résection focalement atteinte mais des doses plus élevées jusqu'à 80 Gy ne permettent pas de compenser des marges massivement envahies.

Par ailleurs des doses supérieures à 65 Gy accroissent les réactions tardives sur les tissus sains et détériorent les résultats esthétiques.

EN PRATIQUE

La dose de 65 Gy semble donc être la dose optimale, l'accroissement des doses dégradant le résultat esthétique et ne modifiant pas le taux de contrôle local y compris en cas de marges envahies. Dans ce cas seule une reprise chirurgicale permet de rétablir le pronostic.

To boost or not to boost? Intérêt du surdosage

Deux essais récents ont comparé une radiothérapie mammaire seule ou suivie d'un complément sur le lit tumoral (tableau 4.V). Dans les deux études il existe une réduction significative du risque de rechute locale par le boost final. Le bénéfice est surtout net chez les sujets jeunes, le bénéfice absolu du boost étant plus faible chez les sujets âgés.

Tableau 4.V. *Essais randomisés comparant la radiothérapie avec ou sans complément sur le lit tumoral*

Essai	*Nombre patientes*	*Dose sein (Gy)*	*Boost dose (Gy)*	*Suivi moyen (ans)*	*Rechute locale sans boost %*	*Rechute locale avec boost %*	*P*
EORTC	5 569	50	16	5,1	6,8	4,3	< 0,0001
Lyon	1 024	50	10	3,3	4,5	3,6	0,044

Radiothérapie classique sur 7 à 8 semaines ou accélérée?

La réduction de la durée totale et surtout du nombre de déplacements des patients est réalisée par une augmentation de la dose délivrée par séance. Les doses sont alors de 2,65 Gy par séance jusqu'à une dose totale de 42,5 Gy. Les premiers essais comparant ces modalités accélérées avec le fractionnement classique retrouvent un taux de contrôle et des résultats esthétiques identiques entre les deux bras. Ces modalités permettraient si elles sont validées de réduire la durée totale de radiothérapie, de simplifier la coordination avec les chimiothérapies adjuvantes postopératoires et d'améliorer la qualité de vie des patients.

CHIRURGIE CONSERVATRICE ET RADIOTHÉRAPIE MAMMAIRE POUR CANCER INFILTRANT. CE QUI EST SÛR ET À RETENIR.

La chirurgie conservatrice du sein suivie de radiothérapie est équivalente en survie globale et sans récidive à la mastectomie.
La radiothérapie au décours d'une chirurgie mammaire conservatrice diminue le taux de rechute locale.
Le complément de radiothérapie sur le lit tumoral initial diminue le taux de rechute locale.

Radiothérapie avant ou après la chimiothérapie adjuvante?

Les essais de chimiothérapie adjuvante postopératoire démontrant un bénéfice sur le taux de rechutes métastatiques et la survie sont basés sur une chimiothérapie débutée 4 à 6 semaines après la chirurgie. Il n'existe pas de données sur le bénéfice d'une chimiothérapie débutée plus de 2 mois après la chirurgie. Un seul essai prospectif randomisé compare une chimiothérapie adjuvante sur 12 semaines soit avant soit après la radiothérapie. Il existe un accroissement du risque de rechute locale (14 contre 5 %) dans le bras radiothérapie après la chimiothérapie mais un accroissement du risque de métastases (32 contre 20 %) en cas de radiothérapie avant la chimiothérapie. Il existe un bénéfice sur la survie et un meilleur respect de la dose de chimiothérapie délivrée en cas de chimiothérapie en premier, les patientes ayant reçu la radiothérapie en premier ne pouvant tolérer la totalité de la dose de chimiothérapie protocolaire.

La pratique actuelle est à la réalisation première de la chimiothérapie suivie de radiothérapie qui peut être associée de façon concomitante avec les derniers cycles de chimiothérapie. L'utilisation de drogues radiosensibilisantes en particulier les taxanes ou les anthracyclines imposent la prudence dans le cadre de ces associations concomitantes.

Quelles sont les indications de l'irradiation post-mastectomie pour cancer infiltrant? (arbre 2)

Bien que le traitement conservateur soit de plus en plus souvent proposé, un certain nombre de patientes ne peuvent en bénéficier et doivent subir une mastectomie. Il s'agit en règle de tumeurs plus volumineuses et de mauvais pronostic local avec des taux de rechute locale de 30 à 40 % y compris en cas de chirurgie radicale large.

Cette rechute locale survient au niveau de la paroi thoracique sous forme de nodules uniques ou multiples ou d'un placard inflammatoire, et correspond à une infiltration des lymphatiques sous-cutanés. Une rechute locale est un événement de mauvais pronostic. La radiothérapie post-mastectomie vise à réduire ce risque de rechute locale postopératoire. Après 15 ans de suivi plus de 80 % des patientes présentant une reprise évolutive locale vont rechuter sur un mode métastatique et vont décéder de leur cancer du sein. La qualité du contrôle local de la maladie a donc un impact sur la survie.

Ce risque de rechute locale après mastectomie est important pour des patientes ayant des lésions de plus de 5 cm, infiltrant la peau ou le mamelon, le muscle pectoral ou présentant plus de 4 ganglions envahis sur le curage axillaire. Classiquement la radiothérapie était donc utilisée dans ce contexte de tumeur volumineuse ou avec atteinte ganglionnaire massive pour augmenter le taux de contrôle local.

Le bénéfice de la radiothérapie postopératoire sur la survie des patientes a par ailleurs été mis en évidence en particulier depuis l'amélioration des techniques. En effet, plusieurs essais récents ont retrouvé un bénéfice de la radiothérapie post-mastectomie y compris en cas d'envahissement ganglionnaire limité. Ce bénéfice concerne le taux de rechutes locales mais aussi le taux le taux de rechutes métastatiques et la survie globale.

La radiothérapie post-mastectomie diminue de trois quarts le risque de rechutes locales. Elle permet une réduction du taux de rechutes métastatiques de 30 % et un gain sur la survie sans rechute et la survie globale. Le bénéfice absolu en survie est de 10 % à 10 ans en faveur des patientes irradiées N+ et ce quel que soit le nombre de ganglions atteints ou le statut ménopausique.

Ces essais évaluant l'apport de la radiothérapie postopératoire ont été associés à des chimiothérapies souvent anciennes type CMF, ou réalisées à des doses limitées. Ce bénéfice est peut-être moins net avec les chimiothérapies adjuvantes modernes. Néanmoins un essai retrouve un bénéfice de la radiothérapie sur le taux de rechutes locales et métastatiques après chimiothérapie intensive et autogreffe médullaire rendant probable le maintien de ce bénéfice local et à distance quelle que soit la chimiothérapie adjuvante.

Par contre, dans les formes sans envahissement ganglionnaire axillaire la radiothérapie postopératoire diminue le taux de rechutes locales mais ne change pas de façon significative la survie des patientes. Elle n'est donc indiquée après mastectomie que dans les formes localement très avancées.

Les volumes à irradier sont discutés : si la paroi est toujours à traiter car représentant le premier site de rechute locale, l'intérêt de la radiothérapie des aires ganglionnaires est sujet à discussion. Son impact sur la survie n'est pas démontré et il existe un accroissement du risque de toxicité pulmonaire ou myocardique.

Par contre, l'ensemble de la cicatrice de mastectomie est à inclure dans les faisceaux de radiothérapie.

CHIRURGIE RADICALE ET RADIOTHÉRAPIE POST-MASTECTOMIE POUR CANCER INFILTRANT. CE QUI EST SÛR ET À RETENIR.

La radiothérapie post-mastectomie augmente le taux de contrôle local en particulier en cas de cancers localement évolués.

La radiothérapie postopératoire accroît la survie globale des patientes N+.

La radiothérapie doit inclure la paroi thoracique. Le traitement des aires ganglionnaires reste discuté.

Pourquoi irradie-t-on les cancers canalaires *in situ*?

Le traitement classique des cancers intracanalaires est la mastectomie. La mastectomie dans ce cadre intracanalaire permet d'obtenir un taux de contrôle locorégional à 10 ans dans 98 % des cas. Elle paraît néanmoins un traitement très lourd pour une pathologie non invasive dont la fréquence de prise en charge s'accroît du fait du dépistage mammographique.

Les cancers intracanalaires étant maintenant reconnus comme une maladie segmentaire du sein, le traitement conservateur est de plus en plus largement utilisé. Néanmoins, en cas de chirurgie seule, tumorectomie ou quadrantectomie, le taux de rechutes locales à 5 ans est de l'ordre de 20 %, la moitié de ces rechutes étant invasives.

La radiothérapie postopératoire permet de diminuer ce risque par deux, le taux de rechutes locales à 5 ans passant à 10 %. Cette réduction porte tant sur le taux de rechutes locales non invasives que sur le taux de rechutes locales invasives. Les femmes dont la rechute est diagnostiquée sur une mammographie systématique ont un meilleur pronostic que celle dont la rechute est diagnostiquée cliniquement.

Lorsque les patientes rechutent sur un mode intracanalaire, il n'y a pas d'impact sur la survie globale et à 5 ans de suivi après la rechute, aucune de ces femmes n'a présenté de métastase à distance.

En revanche, la moitié des femmes initialement traitées de façon conservatrice et qui rechutent le feront sur un mode infiltrant et peuvent donc présenter une évolution métastatique de leur maladie. Le taux de survie sans métastase à 5 ans de ces femmes rechutant sur un mode infiltrant n'est que de 67 %.

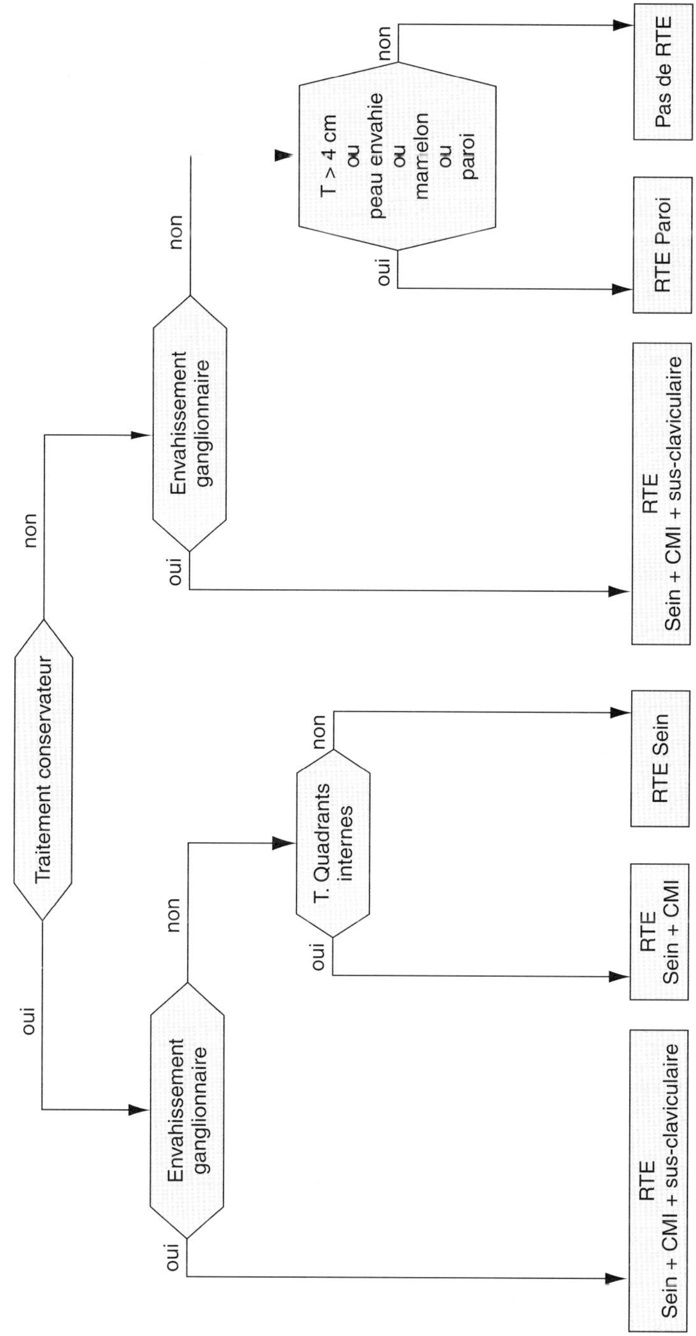

Arbre décisionnel 2 *Indications de radiothérapie dans les tumeurs infiltrantes.*

Dans les différentes études randomisées comparant traitement conservateur + radiothérapie versus mastectomie, il n'y a pas de différence en terme de survie entre les 2 bras : avec 8 ans de recul, 95 % contre 94 %.

Les facteurs de risque de rechutes locorégionales après traitement conservateur de cancers canalaires non invasifs sont la qualité des marges de résection et l'âge. Ces facteurs sont très superposables aux facteurs de risque de rechute locale des carcinomes infiltrants.

L'irradiation mammaire diminue le risque de rechute locale dans tous les groupes de patients. Par contre, la radiothérapie ne permet pas de corriger le caractère péjoratif d'une notion de marges envahies, car elle ne fait que *réduire* le risque de rechute locale sans le ramener au niveau observé en cas de marges saines [5].

Le traitement classique des rechutes après traitement conservateur pour carcinome intracanalaire est la mastectomie, un nouveau traitement conservateur étant toutefois éventuellement parfois possible avec reprise chirurgicale et ré-irradiation par curiethérapie ou électrons sur la zone de rechute. En cas de rechute locale invasive un traitement adjuvant est à envisager.

CHIRURGIE CONSERVATRICE ET RADIOTHÉRAPIE MAMMAIRE POUR CANCER INTRACANALAIRE. CE QUI EST SÛR ET À RETENIR.

La radiothérapie après chirurgie conservatrice pour carcinome intracanalaire accroît le taux de contrôle local à condition que les berges d'exérèse soient saines.

La chirurgie conservatrice du sein suivie de radiothérapie est une alternative à la mastectomie mais il existe un risque accru de rechute locale en particulier chez la femme jeune.

Pourquoi n'irradie-t-on pas les cancers lobulaires *in situ*?

Cette forme est souvent associée à des cancers intracanalaires sans que cette association ne modifie le pronostic sous jacent et le traitement du carcinome intracanalaire.

Pour les patientes présentant un carcinome intralobulaire pur, diagnostiqué sur une biopsie ou une tumorectomie, il n'existe pas d'indication à une radiothérapie mammaire postopératoire. Bien qu'il existe un risque théorique de développer une forme lobulaire invasive, ces patientes ne relèvent que d'une simple surveillance postopératoire. Seule peut se discuter une hormonothérapie prophylactique.

5. Sauf peut-être en cas d'envahissement très localisé.

Peut-on pratiquer une radiothérapie après reconstruction mammaire immédiate ?

Pour les patientes nécessitant une mastectomie, la reconstruction mammaire immédiate est un élément d'amélioration du confort et de la qualité de vie. Le risque de rechute tumorale n'étant pas modifié par la reconstruction, les indications de radiothérapie restent identiques, ce qui peut dégrader la qualité des résultats esthétiques.

Les techniques de reconstruction diffèrent donc selon le choix du chirurgien et les impératifs techniques.

L'existence d'une prothèse ne modifie pas la distribution de dose qui reste homogène, le gel de silicone, les solutions intraprothétiques se comportant comme les tissus mammaires avoisinants. Aucun ajustement de dose n'est donc nécessaire.

Les prothèses paraissent résistantes à l'action de la radiothérapie avec une perte limitée de l'élasticité 6 mois après la radiothérapie mais sans altération significative avant 100 Gray.

Le risque est esthétique avec l'apparition d'une fibrose rétractile (coque).

Les séries rapportées sont petites et disparates suivant les types de reconstruction. Les résultats esthétiques des séries d'implants seuls semblent inférieurs aux résultats des séries d'implant associé à un lambeau de grand dorsal.

Les résultats esthétiques sont particulièrement altérés chez les femmes âgées et avec la poursuite du tabagisme.

Il paraît plus prudent de différer la chirurgie de reconstruction après la radiothérapie pariétale, 6 à 12 mois paraissant un délai raisonnable pour la reconstruction après la radiothérapie, tout en obtenant un arrêt du tabagisme.

Les évaluations des résultats esthétiques et des risques de nécrose du lambeau après reconstruction par un lambeau de grand droit sont disparates mais le risque est important dans plusieurs séries.

Quelles sont les toxicités aiguës et tardives de la radiothérapie ?

Il faut distinguer les réactions précoces, survenant en cours d'irradiation, fréquentes et résolutives sans séquelle notable, des réactions tardives survenant plusieurs mois ou années après la radiothérapie et aux conséquences lourdes et définitives.

Les toxicités aiguës correspondent à la mortalité immédiate des cellules différenciées des tissus sains, et sont en règle bénignes.

Les toxicités tardives correspondent aux lésions constatées longtemps après l'irradiation sur les tissus sains avoisinants les tissus cancéreux et surviennent plusieurs années après le traitement.

Elles correspondent soit à l'épuisement des cellules clonogéniques, soit à des lésions au sein de la vascularisation des tissus sains, elles sont définitives et sont parfois favorisées par une agression extérieure (biopsie, blessure…).

Les toxicités tardives les plus dangereuses de la radiothérapie sont cardiaques et pulmonaires. Il faut distinguer dans l'évaluation de ces toxicités :

– les taux de toxicités rapportés dans les anciens essais utilisant souvent des repérages imprécis des faisceaux d'irradiation, de fortes doses par séance, des dosimétries approximatives, des photons des sources de Cobalt, en l'absence de contention précise des patients en cours d'irradiation ;

– et les taux de toxicités rapportés dans les séries récentes utilisant des fractionnements de 2 à 2,5 Gy par séance à raison de 9 à 10 Gy par semaine, des repérages en 2 ou 3 dimensions, des contentions permettant une reproduction précise et fiable des conditions de balistique de la radiothérapie utilisant des accélérateurs linéaires de particules.

Réactions cutanées et sous-cutanées

Il s'agit des réactions aiguës et tardives survenant sur la peau et les tissus sous cutanées.

Les réactions aiguës cutanées peuvent être différentiées selon leur intensité en trois stades.

L'érythème de la peau survenant vers une dose cumulée de 30 Gy, représente un aspect rouge, aux bords nets dessinant les faisceaux de traitement, rapidement régressif à l'arrêt du traitement mais pouvant laisser une dépilation et une pigmentation foncée sur quelques semaines.

Cette toxicité peut évoluer vers une épithélite exsudative surtout sur le sillon sous-mammaire sur des seins volumineux et ptosés, apparaissant vers 40 à 45 Gy, aspect d'érosion suintante et douloureuse dont la cicatrisation est lente laissant des troubles définitifs de la pigmentation.

Ces toxicités sont souvent plus importantes en regard du sternum en cas d'irradiation de la CMI par des faisceaux directs d'électrons.

La radio-épithélite nécrosante ne se voit quasi plus, correspondant à une nécrose cutanée et parfois musculaire laissant des tissus atrophiques avec des risques de nécrose itérative.

Ces réactions sont favorisées par des mycoses préexistantes. Leur prévention passe par une hygiène parfaite de la peau, l'absence d'applications de produits cosmétiques cutanés contenant de l'alcool, l'interposition entre les vêtements et la peau de tissus en coton, le port de vêtements amples sans zone de frottement, l'absence d'exposition de la peau de la zone traitée au soleil.

L'utilisation de *Biafine* en cours de radiothérapie est très répandue. Ce traitement est inefficace en prévention des érythèmes et modifie la répartition de la dose surdosant par effet bolus le plan cutané irradié.

En cas d'épithélite exsudative, la radiothérapie est stoppée pendant une semaine jusqu'à cicatrisation. Cet arrêt de radiothérapie en accroissant la durée totale de l'irradiation accroît le risque de rechute locale.

Le traitement consiste en l'application quotidienne d'un antiseptique type éosine, associé éventuellement à un tulle imprégné de corticoïdes.

Un œdème du sein peut apparaître en cours de traitement et persister quelque mois au décours des rayons.

Séquelles cutanées et esthétiques

Elles apparaissent plusieurs années après la radiothérapie et altèrent les résultats esthétiques et fonctionnels.

Trois stades de gravité croissante sont décrits :

– **la radiodystrophie** associe troubles de la pigmentation, télangiectasies, atrophie et sécheresse cutanée. Des télangiectasies sont ainsi possibles dans les zones de complément de radiothérapie sur le lit tumoral ;

– **la radiodermite** scléro-atrophique, avec une sclérose intense tissulaire ; rétraction et adhérences aux plans profonds sont responsables d'une déformation du sein associée parfois à des douleurs intenses. Sa survenue n'est pas corrélée à l'intensité des toxicités aiguës ;

– **la radionécrose** tardive correspond à des ulcérations profondes et douloureuses survenant sur des traumatismes mineurs.

Ce risque de toxicité tardive cutanée ou sous cutanée est diminué par l'utilisation de doses par fractions limitées, par l'absence de zones de recoupement entre les faisceaux de radiothérapie, l'utilisation de photons d'accélérateur linéaire de plus haute énergie que ceux des sources de cobalt.

En respectant ces points, le résultat esthétique est en règle excellent, permettant de conserver un sein souple et à la peau normale dans la quasi-totalité des cas de traitement conservateur mammaire.

Toxicité cardiaque

L'inclusion d'une partie du myocarde et des coronaires dans le volume de radiothérapie mammaire ou ganglionnaire peut entraîner des complications cardiaques.

L'irradiation du cœur par la radiothérapie médiastinale utilisée pour les cancers bronchiques, lymphomes ou séminomes médiastinaux est associée à une augmentation du risque de cardiomyopathies dégénératives ou d'insuffisance coronarienne. Ces effets secondaires sont corrélés au volume de myocarde inclus, à la dose totale, 45 Gy étant la dose maximum à délivrer à la totalité du myocarde, à la dose par séance, les doses classiques de 2 à 2,5 Gy étant acceptables.

Ces effets de la radiothérapie mammaire sur le myocarde sont importants à connaître car ils s'associent à d'autres mécanismes observés au décours de traitements des cancers du sein : il s'agit de la toxicité myocardique dose-dépendante de la chimiothérapie ou/et les effets coronariens de la ménopause précoce liée aux traitements médicaux.

Des essais anciens retrouvent une surmortalité cardiaque chez des patientes ayant reçu en postopératoire une irradiation mammaire et ganglionnaire en particulier sur la chaîne mammaire interne par photons issus de sources de cobalt 60. Certains de ces essais anciens retrouvent également un accroissement de cet effet cardiotoxique en cas d'irradiation mammaire gauche par rapport aux traitements du sein droit.

Il s'agit en fait de techniques anciennes, incluant largement le myocarde dans les faisceaux d'irradiation, et utilisant exclusivement des photons pour le traitement de la chaîne mammaire interne.

Actuellement, dans les essais utilisant des dosimétries précises épargnant le myocarde et des associations photons et électrons pour la chaîne mammaire interne, cette cardiotoxicité ne semble plus mise en évidence. Après un suivi de plus de 10 ans, il n'existe pas d'augmentation du nombre d'infarctus myocardiques dans les cas d'irradiations mammaires par rapport à une population témoin. La cardiotoxicité post-radiothérapie mammaire ne semble donc plus actuellement un élément limitant.

L'incertitude reste dans l'influence de la radiothérapie sur la chaîne mammaire interne et dans son interaction avec les combinaisons adjuvantes comportant des anthracyclines, des taxanes ou des agents biologiques comme le trastuzumab.

Toxicité pulmonaire

Elle est rare, vue uniquement en cas d'inclusion de volume pulmonaire important par les faisceaux tangentiels. L'inclusion dans les volumes irradiés des aires ganglionnaires sus claviculaire et mammaire interne accroît ce risque en particulier sous forme de fibrose pulmonaire en général limitée à l'apex et asymptomatique. Une association concomitante avec la chimiothérapie accroîtrait ce risque.

Les techniques modernes de radiothérapie en 3D ont quasiment fait disparaître le risque de toxicité pulmonaire cliniquement décelable, seule existe une fibrose pulmonaire radiologique soit sur le cliché standard sur l'apex pulmonaire en regard du creux sus-claviculaire soit en scanner sur le parenchyme immédiatement rétromammaire. Ces atteintes restent asymptomatiques.

Œdème du membre supérieur

Sa définition est une différence de plus de 2 cm dans le diamètre de l'avant-bras entre le côté traité et le bras controlatéral.

Son incidence classique est de 8 % en cas d'association de curage axillaire extensif et de radiothérapie du creux axillaire. En cas de curage seul ou de radiothérapie axillaire seule son incidence est de 2 %. Le curage s'étant réduit en hauteur et la radiothérapie ganglionnaire n'incluant plus le creux axillaire, son incidence s'est effondrée à moins de 1 % avec des formes peu ou pas symptomatiques.

Toxicité neurologique

Les douleurs de type neuropathie sur le sein, la face interne du bras, le pied de l'aisselle décrites comme des sensations de brûlures sont fugaces, intenses et favorisées par la moindre stimulation cutanée, elles sont souvent de contrôle difficile.

La complication la plus grave est l'atteinte du plexus brachial, se traduisant par des troubles d'intensité variable, troubles sensitifs, moteurs voire plexite brachiale globale. Elle est exceptionnelle, se voyant en cas d'irradiation axillo-sus-claviculaire à des doses supérieures à 2 Gy par séance pour une dose totale supérieure à 50 Gy surtout en cas de recoupe de faisceaux de traitement.

Seconds cancers

L'induction de sarcomes des parties molles dans les zones thoraciques irradiées, des cas de cancers bronchiques ou œsophagiens après irradiation sus claviculaire ou sur la CMI ont été rapportés sous forme de cas cliniques. Il s'agit d'événements exceptionnels survenant 10 à 20 ans après la radiothérapie.

> Au total, les complications sont devenues rares avec l'application des techniques modernes de radiothérapie permettant d'obtenir un résultat esthétique jugé comme satisfaisant par les femmes traitées dans plus de 90 % des cas. Les rares cas de toxicités tardives justifient néanmoins une surveillance prolongée.

Quelles sont les autres indications de radiothérapie dans le cadre du cancer du sein?

Outre la rechute locorégionale post-mastectomie en l'absence d'irradiation antérieure, il s'agit surtout d'indications palliatives en phase métastatique. L'objectif est alors une palliation rapide avec le moins de toxicité tardive possible. Dans cette situation la radiothérapie, traitement locorégional, joue un rôle important.

Quelles modalités de radiothérapie en cas de métastases osseuses?

Les indications de radiothérapie palliative des cancers du sein concernent le plus souvent les traitements antalgiques de métastases osseuses.

L'objectif est d'obtenir une antalgie rapide et de limiter le risque de fracture sur os pathologique.

L'évaluation porte sur la rapidité du contrôle algique, son intensité, la réduction des besoins en antalgiques, la durée de l'antalgie obtenue, les toxicités aiguës et tardives. L'évaluation du risque de toxicités tardives doit tenir compte de la survie prévisible de la patiente.

Les modalités dépendent donc de la situation clinique de la patiente : en cas d'état général médiocre, de probabilité de survie courte avec de multiples métastases la radiothérapie osseuse palliative est réalisée en monofractionnée sous forme d'une séance unique de 8 Gy, par contre en cas de bon état général avec un faible nombre de métastases l'irradiation est faite sous forme hypofractionnée à la dose de 30 Gy en 10 fractions ou de 24 Gy en 6 fractions de 4 Gy chacune afin de limiter le risque de ré-irradiations et de fractures ultérieures.

Le taux de contrôle immédiat et le niveau d'amélioration de la douleur, la qualité de vie, la toxicité sont identiques dans les deux types de radiothérapie, mais il existe une augmentation des besoins de ré-irradiation (25 % contre 10 %) et de fractures sur os tumoral (4 % contre 2 %) en cas d'irradiation en monofractionnée.

En cas de métastase osseuse isolée survenant chez une patiente en bon état général, une irradiation à forte dose de 50 à 60 Gy en fractionnement classique permet d'augmenter le taux de contrôle local tout en limitant le risque de toxicité chronique chez une femme présentant une espérance de survie importante.

Quelle est la place de la radiothérapie dans les compressions médullaires ?

Les compressions médullaires représentent une urgence thérapeutique.

En cas de conservation partielle de la motricité ou de la sensibilité en aval de la compression, une récupération neurologique est possible et il faut discuter en fonction des images IRM soit une chirurgie, corporéale vertébrale ou laminectomie, soit une irradiation en urgence sous corticoïdes à fortes doses.

L'indication principale de la radiothérapie est l'existence d'une compression par épidurite ; le recul du mur postérieur vertébral est en revanche une mauvaise indication d'irradiation sans espoir d'une récupération de la morphologie vertébrale.

En cas de paralysie flasque avec disparition de toute sensibilité, l'atteinte médullaire est en règle définitive et l'apport de l'irradiation sur les signes neurologiques est nul ou limité, mais elle peut être utile en cas de douleur d'origine osseuse.

Quelle est la place de la radiothérapie dans les métastases cérébrales ?

Elles sont rarement isolées et s'intègrent dans un tableau polymétastatique. Néanmoins peu de chimiothérapies sont actives sur les métastases cérébrales et l'indication de radiothérapie encéphalique palliative est en règle retenue.

Une irradiation à la dose de 30 Gy en 10 fractions sur l'ensemble de l'encéphale est réalisée à titre palliatif en cas d'atteinte cérébrale et extracérébrale.

En cas de métastase cérébrale unique sans autre anomalie à distance, deux attitudes sont possibles : soit une intervention d'exérèse neurochirurgicale associée à une irradiation postopératoire de l'ensemble de l'encéphale, soit une irradiation de l'ensemble de l'encéphale associée à une irradiation en multifaisceaux sur la zone métastatique cérébrale.

Le choix dépend de l'état général, de la survie espérée et surtout de la topographie tumorale.

TRAITEMENTS SYSTÉMIQUES ADJUVANTS

On entend par traitement adjuvant, tout traitement général administré après un geste locorégional carcinologiquement satisfaisant (chirurgie ± radiothérapie).

Depuis une vingtaine d'années, le concept de cancer du sein a évolué : de maladie locale, il est devenu une maladie générale. L'objectif théorique des traitements systémiques adjuvants est d'éradiquer la maladie micrométastatique infraclinique potentiellement présente au diagnostic. Schématiquement, 40 % des cancers du sein sont potentiellement guéris après un traitement locorégional exclusif, les traitements adjuvants sont donc administrés à des patientes sélectionnées comme étant à haut risque métastatique.

Quand doit-on faire un traitement adjuvant?

Les indications des traitements adjuvants découlent de l'analyse des facteurs pronostiques. Ils sont proposés aux femmes présentant un risque élevé de récidive.

D'après les recommandations de la conférence de consensus de Saint Gallen (2001) :

– sont considérées comme à haut risque les femmes présentant l'un des critères suivant :

- âge inférieur à 35 ans,
- présence d'un envahissement ganglionnaire,
- absence de récepteurs hormonaux,
- taille tumorale supérieure ou égale à 20 mm,
- SBR II ou III ;

– sont considérées comme à bas risque les femmes de plus de 35 ans présentant une tumeur de moins de 10 mm, avec des récepteurs hormonaux, de grade I et sans envahissement ganglionnaire.

L'envahissement ganglionnaire et la présence de récepteurs hormonaux sont les principaux éléments qui guident le traitement médical. Les décisions sont ensuite pondérées par les autres facteurs pronostiques, l'âge de la patiente et ses antécédents personnels.

S'il existe un envahissement ganglionnaire, on retient en règle une indication de chimiothérapie. En cas de positivité des récepteurs hormonaux une hormonothérapie sera systématiquement proposée : tamoxifène ou inhibiteurs de l'aromatase chez les femmes ménopausées, tamoxifène avec ou sans suppression ovarienne chez les femmes non ménopausées. Cette hormonothérapie est débutée après la fin de la chimiothérapie.

Chez les femmes jeunes présentant de nombreux facteurs de mauvais pronostic on peut discuter l'inclusion dans un essai clinique d'intensification thérapeutique ou par thérapeutique ciblée (notamment en cas de surexpression de HER2).

S'il n'existe pas d'envahissement ganglionnaire, la chimiothérapie est systématiquement proposée en présence d'un des facteurs de risque élevés comme l'âge inférieur à 35 ans, la négativité des récepteurs hormonaux, la taille de la tumeur supérieure à 20 mm ou un grade II ou III. L'hormonothérapie y est associée de façon systématique si les récepteurs hormonaux sont positifs. La mise en route d'une chimiothérapie adjuvante doit tenir compte du rapport bénéfice/risque, de l'âge et des comorbidités. Elle n'est probablement pas indiquée chez une femme ménopausée sans envahissement ganglionnaire et porteuse de récepteurs hormonaux quelle que soit la taille de la tumeur.

Quels sont les principes de la chimiothérapie ?

La chimiothérapie exerce son action sur le cycle cellulaire en inhibant les mitoses, conduisant ainsi à la mort cellulaire. La chimiothérapie est d'autant plus efficace que les cellules ont une haute fréquence de réplication. Elle est donc surtout active sur les tumeurs à croissance rapide et toxique sur les tissus sains à taux de renouvellement élevé (moelle osseuse, tube digestif, phanères).

Quels sont les principaux antimitotiques actifs dans le cancer du sein ?

Le cancer du sein est un des cancers les plus chimiosensibles.

Une réponse tumorale, c'est-à-dire la diminution de plus de 50 % du volume de la tumeur, est observée dans 20 à 70 % des cas suivant les agents utilisés. La durée de réponse dépasse rarement 6 mois.

Le tableau 4.VI résume l'efficacité des principaux agents utilisés en monothérapie.

Tableau 4.VI. *Principaux antimitotiques actifs dans le cancer du sein en monothérapie*

Agent	*Nom de spécialité*	*Taux de réponse %*
Docetaxel	*Taxotère*	50-70
Paclitaxel	*Taxol*	40-60
Épirubicine	*Farmorubicine*	35
Doxorubicine	*Adriblastine*	35
Mitoxantrone	*Novantrone*	34
Vinorelbine	*Navelbine*	30
Cyclophosphamide	*Endoxan*	34
Méthotrexate	*Ledertrexate*	30
Thiotepa	*Thiotepa*	27
5 FU	*5 Fluoro-uracile*	23

Les cytotoxiques agissent à différents stades de la multiplication cellulaire : création de ponts entre les brins d'ADN, inhibition de la synthèse des acides nucléiques, inhibition de la réplication et de la transcription d'ADN, action sur la tubuline, inhibition de la synthèse protéique.

Les nouvelles approches thérapeutiques intègrent maintenant les modificateurs du comportement cellulaire (inhibiteurs des récepteurs aux facteurs de croissance) et les modificateurs de la réponse de l'hôte (cytokines).

Quels sont les protocoles les plus couramment utilisés en chimiothérapie (CT) adjuvante ?

Méthodes

Sur la base d'un rationnel théorique et expérimental, et dans l'objectif d'éviter d'induire des résistances précoces, on utilise des *associations* de drogues efficaces aux mécanismes d'action différents et, si possible, aux toxicités non cumulatives.

En terme de chimiothérapie conventionnelle, en l'absence de contre-indication d'ordre cardiaque, les protocoles avec anthracyclines[6] (drogues classiquement considérées comme les plus actives) comme le protocole FEC *(5 fluoro-uracile, épirubicine, cyclophosphamide)* représentent les associations de base les plus utilisées. Les doses d'épirubicine sont variables selon les équipes et les facteurs pronostiques initiaux (FEC 50, FEC 60, FEC 75, FEC 100…). Des variantes de ce protocole existent : protocole FAC où l'*adriamycine* remplace l'*épirubicine* (FAC 50, 60 ou 75) et plus simplement protocole EC ou AC sans 5 FU.

En cas de contre-indication cardiaque et chez les patientes âgées, certaines équipes utilisent le protocole CMF associant le *cyclophosphamide,* le *métothrexate* et le *5FU* qui est le premier protocole de chimiothérapie ayant permis de montrer une amélioration de la survie sans rechute et de la survie globale grâce à un traitement médical réalisé précocement.

Des molécules plus récentes (en particulier les taxanes) dont l'activité en phase métastatique apparaît prometteuse, (ce sont les drogues qui permettent actuellement d'obtenir les meilleurs taux de réponse) sont actuellement en cours d'évaluation en situation adjuvante. Certains essais comparant une chimiothérapie classique à une association à base de taxanes montrent un intérêt de cette classe thérapeutique, mais seulement dans certains sous groupes de patientes et le recul n'est pas encore suffisant. Des conclusions un peu plus solides devraient être rapidement disponibles.

6. *Adriamycine, Farmorubicine, Novantrone.*

Durée de la CT adjuvante

Il est actuellement admis que 6 cycles, administrés à dose conventionnelle, sont suffisants pour obtenir l'effet escompté. Les cycles sont en général espacés de 3 semaines.

Chez les patientes à très haut risque métastatique (plus de 8 ganglions envahis, formes inflammatoires) certains proposent une *intensification chimiothérapique* avec facteur de croissance et/ou cellules souches médullaires périphériques. Ce type de stratégie est naturellement doté d'une toxicité beaucoup plus sévère avec des périodes d'aplasie plus durables et plus profondes, un risque de toxicité létale non négligeable, et est actuellement en cours d'évaluation dans le cadre d'études randomisées prospectives. Des bénéfices pourraient se dessiner dans les études les plus récentes mais la question est probablement de savoir sélectionner les patientes qui pourraient bénéficier de ce type d'approche thérapeutique. Il est possible que plusieurs intensifications soient plus performantes ou que le concept de dose-densité doive être étudié (quantité de chimiothérapies administrées dans une période donnée).

Chronologie de la CT adjuvante

Traditionnellement, la CT est administrée dans les 4 semaines qui suivent l'acte chirurgical et précède la radiothérapie locorégionale. Cette administration première repose sur le postulat théorique des micrométastases infracliniques susceptibles de croître et de devenir résistantes si le traitement chimiothérapique est différé. La séquence chimio- puis radiothérapie, bien que la plus couramment utilisée, n'a pas formellement démontré sa supériorité par rapport à la séquence inverse (RT puis CT). Certaines équipes préconisent l'administration concomitante de la chimio- et de la radiothérapie en situation adjuvante. Cependant ce type d'association demeure aléatoire en raison des risques toxiques liés aux interactions potentielles chimioradiothérapiques notamment sur les tissus sains. En l'absence de recul et d'essai comparatif, ces techniques concomitantes ne peuvent être recommandées en routine.

Indications actuelles de la CT adjuvante

Les indications de la chimiothérapie sont très larges puisqu'elle améliore significativement la survie sans récidive et la survie globale chez les femmes ménopausées ou non, avec ou sans envahissement ganglionnaire et qu'elle doit donc être proposée à toutes les femmes ayant un facteur de mauvais pronostic. Les indications doivent être néanmoins pondérées par l'ensemble des éléments pronostiques concernant la maladie et surtout par la patiente elle-même, tenant compte en particulier de son âge et des pathologies associées. Comme dans toute décision médicale le rapport risque-bénéfice doit dicter la conduite à tenir.

En pratique c'est surtout la présence ou l'absence de récepteurs hormonaux qui va orienter la décision, le deuxième critère décisionnel étant l'envahissement ganglionnaire et la taille de la tumeur. Enfin le grade SBR est également un élément clé de la décision.

EN PRATIQUE

Si récepteurs positifs

- Si envahissement ganglionnaire

  Post-ménopause : chimiothérapie et tamoxifène

  Préménopause : suppression ovarienne + TAM[a] ou chimiothérapie + TAM

- Si pas d'envahissement ganglionnaire

  Post-ménopause : TAM

  Préménopause : âge inférieur à 35 ans, ou taille tumorale supérieure à 20 mm, ou grade II ou III : chimiothérapie + TAM

Si récepteurs négatifs

Chimiothérapie sauf contre indication liée aux comorbidités

a. Tamoxifène (*Nolvadex*).

Résultats

La méta-analyse de Peto, qui représente un travail statistique considérable, a regroupé les résultats de 133 études (dont 47 études portant sur la chimiothérapie adjuvante) et compare les résultats de différents types de traitement. Les polychimiothérapies prolongées sont plus actives que les monochimiothérapies ou les traitements courts (moins de 4 cycles de chimiothérapie) et les associations à base d'anthracyclines sont les plus efficaces.

Le bénéfice est retrouvé à la fois sur la survie sans récidive et la survie globale. Il est d'autant plus net que la patiente est plus jeune et qu'il existe un envahissement ganglionnaire. Il persiste néanmoins chez la femme ménopausée.

Chez les patientes ayant plus de 3 ganglions envahis la dose d'anthracyclines administrée est déterminante.

❐ Avant la ménopause (âge < 50 ans)

Chez les patientes N+, le bénéfice absolu sur le risque de rechute locale à 10 ans est de 15,4 %. Il est de 10,4 % chez les patientes sans envahissement ganglionnaire.

Le bénéfice apporté se poursuit même après 5 ans de suivi.

Le bénéfice absolu en terme de diminution du nombre de décès à 10 ans est de 12,4 % pour les patientes N+ et de 5,7 % pour les patientes N-.

❐ Après la ménopause (âge > 50 ans)

Les résultats sont disponibles pour les femmes de moins de 70 ans (tableau 4.VII).

Tableau 4.VII. *Méta analyse de Peto 1998 : réduction du risque annuel de décès et de récidive en fonction de l'âge par la chimiothérapie*

	Réduction annuelle du risque	
	De récidive	*De décès*
Moins de 50 ans		
Suivi de 0 à 4 ans		
N-	34 %	18 %
N+	42 %	24 %
∀ N	39 %	22 %
Suivi > 5 ans		
N-	28 %	23 %
N+	23 %	39 %
∀ N	21 %	34 %
Plus de 50 ans		
Suivi de 0 à 4 ans		
N-	28 %	23 %
N+	23 %	10 %
∀ N	24 %	12 %
Suivi > 5 ans		
N-	2 %	17 %
N+	5 %	9 %
∀ N	5 %	10 %

Le bénéfice absolu en terme de diminution du risque de rechute à 10 ans est d'environ 5 % quel que soit l'envahissement ganglionnaire.

En terme de bénéfice absolu sur la survie à 10 ans, il est de 6,4 % chez les patientes N+ et de 2,3 % chez les patientes N- (tableau 4.VIII).

Tableau 4.VIII. *Bénéfice absolu à 10 ans de la chimiothérapie en fonction de l'âge*

Patientes	*Bénéfice absolu*	
	De récidive	*De décès*
< 50 ans		
N-	10,4 %	5,7 %
N+	15,4 %	12,4 %
50 à 69 ans		
N-	5,7 %	6,4 %
N+	5,4 %	2,3 %

Qu'est-ce qu'un dispositif veineux implantable (DVI)?

En cas d'indication de chimiothérapie intraveineuse, il est devenu pratiquement systématique de proposer aux patientes l'implantation d'un boîtier de perfusion sous cutanée (syn : dispositif veineux implantable ou DVI, système veineux implantable, site implantable «*Port-a-Cath*»). Environ 40 000 DVI sont implantés annuellement en France.

Un tel dispositif permet avant tout d'éviter le recours à des ponctions veineuses répétées qui peuvent s'avérer pénibles ou difficiles voire impossibles, et de limiter les risques de nécrose cutanée dus à l'extravasation de certaines drogues (anthracyclines, *Navelbine*).

Matériel

Le matériel consiste en un boîtier présentant à sa partie supérieure un opercule ou septum recouvert d'une épaisse membrane de silicone à travers laquelle se font les injections (fig. 4.13). Il est relié à un cathéter, généralement en silicone ou en polyuréthane dont l'extrémité est située dans le système veineux central (jonction veine cave supérieure-OD)(fig. 4.14). Le boîtier, aisément palpé à travers les plans cutanés, sera donc implanté dans un plan superficiel, entre muscle et graisse sous cutanée.

Le dispositif permet de réaliser des perfusions continues éventuellement à domicile (antimitotiques, antibiotiques, antalgiques, alimentation parentérale).

Technique de pose

Elle est variable. Elle peut être effectuée sous anesthésie locale ou générale. Le boîtier est en règle posé en dessous de la clavicule. Le cathéter peut être introduit par ponction directe d'un gros vaisseau (jugulaire interne ou sous-clavière) ou par abord et dénudation veineuse (céphalique ou jugulaire). Un contrôle radiologique per-opératoire est indispensable pour vérifier la bonne position du cathéter et l'absence de complication. Le dispositif est usuellement implanté du côté opposé au sein malade.

L'intervention se doit d'être minutieuse, avec des précautions d'asepsie draconiennes, afin d'éviter les malfaçons ou la survenue de complications parfois gravissimes dans le contexte. L'expérience, la minutie et la motivation de l'opérateur sont des éléments déterminants dans la qualité des résultats.

Utilisation

L'utilisation du DVI nécessite un protocole rigoureux (désinfection, asepsie, purge, utilisation du matériel de ponction adapté que sont les aiguilles de Huber) afin de prolonger sa durée de vie et d'éviter les complications.

❒ Complications immédiates

Hémorragie, hématome de la loge d'implantation, mauvais positionnement du cathéter, fausse route, sont des complications devant impérativement être

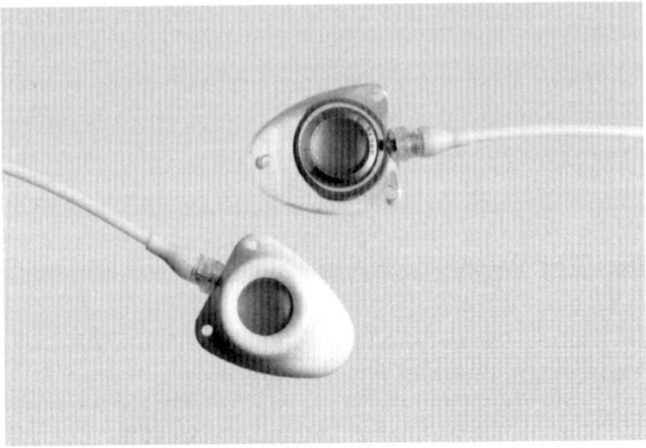

Fig. 4.13 *Site veineux implantable (Braun Celsite).*

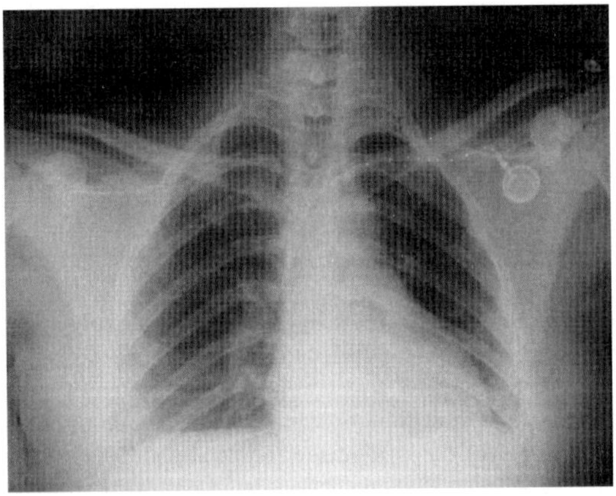

Fig. 4.14 *Dispositif en place. L'extrémité du cathéter se situe à la jonction VCS-OD.*

diagnostiquées et traitées au plus tôt, idéalement pendant la pose elle-même. Le pneumothorax (environ 1 % des cas) est une complication classique qui peut parfois être de révélation retardée, plusieurs jours après la pose. Le contrôle radiographique postopératoire est obligatoire. L'embolie gazeuse est exceptionnelle.

❐ Complications différées

Infection du boîtier, thrombose du cathéter voire d'un gros vaisseau, sont des complications nécessitant en règle l'ablation rapide du dispositif et son remplacement dans un délai variable.

Une complication spécifique de la mise en place en sous-clavière est représentée par la déformation et la sténose du cathéter dues à sa compression par la pince costoclaviculaire (*pinch-off*). Cette éventualité doit être soupçonnée lorsqu'il existe un mauvais débit du dispositif, éventuellement corrigé par la mise du membre supérieur en abduction. Sa mise en évidence peut se faire par la réalisation d'une incidence radiologique spéciale (manœuvre de Sanders).

Ici encore, l'ablation et le remplacement du cathéter sont de règle car l'usure de celui-ci peut entraîner sa rupture et sa migration.

Entretien

L'entretien du dispositif nécessite de purger boîtier et cathéter après chaque utilisation. L'héparinisation, classiquement considérée comme souhaitable, ne semble en fait pas nécessaire.

Ablation définitive

Elle peut avoir lieu quelques mois après la fin de son utilisation après qu'un bilan a permis de s'assurer de l'absence de situation nécessitant une nouvelle chimiothérapie. Le délai de cette ablation est en fait très variable selon les équipes, le souhait de la patiente et le pronostic de la maladie.

Quels sont les principes de l'hormonothérapie ?

Il est établi depuis longtemps que les œstrogènes favorisent la croissance des cancers du sein (Beatson et Lacassagne). Des travaux fondamentaux ont permis de mettre en évidence des récepteurs membranaires de l'œstrogène et de montrer que des agents pouvaient entrer en compétition avec les œstrogènes au niveau de ces récepteurs. Leur blocage entraîne une inhibition de la prolifération cellulaire.

Chez la femme adulte en période d'activité génitale les ovaires représentent la source principale de production d'hormones sexuelles, tandis qu'après la ménopause, les glandes surrénales représentent la source quasi exclusive de production d'androgènes qui sont convertis en œstrogènes par le tissu graisseux notamment, riche en aromatase.

On peut donc agir à trois niveaux :

– axe hypothalamohypophysaire chez la femme préménopausée par les analogues de la LH-RH qui tendent à supplanter totalement la castration radique ou chirurgicale ;

– compétition au niveau des récepteurs : antiœstrogènes, progestatifs, quel que soit le statut ménopausique ;

– inhibition de la transformation des androgènes en œstrogènes en périphérie par l'aromatase chez les femmes ménopausées (anti-aromatases).

Quand doit-on prescrire une hormonothérapie ?

L'hormonothérapie est indiquée de façon systématique s'il existe *des récepteurs hormonaux*, que ce soit en pré- ou en post-ménopause, dans les traitements à visée curatrice ou dans les traitements palliatifs.

Quelles sont les méthodes de l'hormonothérapie (HT) adjuvante ?

Castration

En préménopause, la castration (qui est maintenant le plus souvent médicale par analogue de la LH-RH) améliore significativement la survie sans récidive et la survie globale : le gain absolu en survie à 15 ans est estimé à 10 %. Ce gain en survie n'est retrouvé que s'il n'y a pas de chimiothérapie associée. Les agonistes de la LH-RH entraînent une suppression ovarienne analogue à la ménopause mais leur action réversible rend acceptable les effets secondaires de cette castration. Des études sont en cours pour déterminer la durée optimale de leur administration, l'intérêt éventuel de leur association avec du tamoxifène et/ou une chimiothérapie.

Tamoxifène

Le tamoxifène est encore le traitement hormonal de référence en situation adjuvante. Il est souvent associé à une castration chez les femmes préménopausées. Le bénéfice en survie existe dès la première année de traitement et augmente jusqu'à 5 ans d'administration du tamoxifène (tableau 4.IX). La prolongation de la durée de traitement au-delà de 5 ans n'apporte pas de bénéfice et comporte des risques iatrogènes supplémentaires. Le traitement par tamoxifène est sans effet si les taux de récepteurs aux œstrogènes et progestérone sont négatifs.

Tableau 4.IX. *Bénéfice absolu du tamoxifène (méta analyse de Peto)*

Recul		*5 ans*	*10 ans*	*15 ans*
Taux de survie sans récidive	Tamoxifène	85,2 %	76,1 %	68,2 %
	Placebo	73,7 %	62,7 %	54,9 %
	Différence	11,5 %	13,4 %	13,4 %
Taux de survie spécifique [a]	Tamoxifène	91,4 %	80,9 %	73,0 %
	Placebo	87,8 %	73,2 %	64,0 %
	Différence	3,6 %	7,8 %	9,0 %

a. Le taux de survie spécifique permet d'exclure les decès dus à une autre pathologie.

Le bénéfice du tamoxifène est d'autant plus important que le taux de récepteurs est plus élevé.

Il n'est pas influencé par l'envahissement ganglionnaire ou l'association à une chimiothérapie.

Il est en revanche influencé par l'âge de la patiente et si les récepteurs hormonaux ne sont pas connus, un traitement par tamoxifène peut être recommandé chez la femme âgée.

Place des inhibiteurs de l'aromatase

Les inhibiteurs de l'aromatase ont démontré leur supériorité par rapport aux antiœstrogènes dans les cancers du sein évolués. En situation adjuvante, plusieurs études sont en cours pour évaluer l'efficacité de ce type de traitement dans la prévention du risque de rechute et du risque de décès. L'étude qui a le plus de recul à ce jour est l'étude ATAC, qui a inclus 9 366 patientes ménopausées atteintes de cancers du sein invasifs traités par chirurgie, radiothérapie ou chimiothérapie. Elles ont reçu suivant le bras : du tamoxifène ou de l'anastrozole ou anastrozole plus tamoxifène (tableau 4.X). Avec un suivi médian de 47 mois cette étude retrouve un bénéfice en terme de survie sans récidive ou de survenue d'un deuxième cancer. Par ailleurs, il existe moins de complications thromboemboliques dans le bras anastrozole, moins de cancers de l'endomètre, moins de bouffées de chaleur et moins de pertes vaginales, mais le risque d'ostéoporose paraît accentué. L'association des deux hormonothérapies est par contre délétère. Les résultats de cette étude demandent un recul un peu plus grand et doivent être confirmés par les résultats des études avec d'autres inhibiteurs de l'aromatase, mais cette classe thérapeutique va à l'évidence avoir prochainement sa place dans le traitement hormonal adjuvant des femmes ménopausées.

Tableau 4.X. *Comparaison des bénéfices anastrozole ou TAM ou anastrozole + TAM*

Traitement	*Anastrozole* (n = 3 125)	*Tamoxifène* (n = 3 116)	*Anastrozole + tamoxifène* (n = 3 125)
Total récidives	413	472	488
Récidives locorégionales	84	101	107
Récidives à distance (métastases)	195	222	246
Controlatéral invasif	20	35	30
Controlatéral CIS	5	5	5

Cas particulier de la surexpression de HER2

Plusieurs études ont suggéré une moindre efficacité de l'hormonothérapie dans cette situation en particulier par le tamoxifène.

Qu'est-ce qu'un traitement néoadjuvant?

Il s'agit la plupart du temps d'une chimiothérapie plus rarement d'une hormonothérapie, délivrée avant tout traitement locorégional.

L'utilisation de traitements néoadjuvants a 3 objectifs :

– réduire suffisamment le volume de la tumeur pour pouvoir tenter un traitement conservateur ;

– traiter précocement la maladie micrométastatique, notamment pour les cancers du sein de mauvais pronostic comme les cancers inflammatoires ou de taille importante en particulier s'il s'agit d'un grade III. L'objectif est alors l'amélioration de la survie ;

– tester *in vivo* l'efficacité d'une chimiothérapie pour pouvoir en cas d'échec la remplacer par une association ne présentant pas de résistance croisée avec la précédente.

Les différents essais menés à ce jour ont montré que la chimiothérapie néoadjuvante était au moins aussi efficace que la même chimiothérapie administrée en adjuvant, que l'obtention d'une réponse histologique complète permettait d'améliorer significativement la survie et que le taux de conservation du sein était augmenté. Le taux de récidive locale après traitement conservateur est alors un peu plus élevé mais il n'y a pas de perte de chance de guérison. La mastectomie est alors réalisée au moment de la rechute. Les seules patientes ayant eu une amélioration de leur survie globale grâce à la chimiothérapie première sont celles pour qui une réponse complète histologique a été obtenue.

Des essais utilisant des associations à base de taxanes ont donc été menés pour améliorer le taux de réponse complète et le taux de survie globale. Citons notamment l'étude d'Aberdeen qui retrouve une amélioration significative du taux de réponse et du taux de survie globale en faveur des patientes ayant reçu après 4 cycles de chimiothérapie à base d'anthracycline, 4 cycles supplémentaires de *Taxotère*. Cet essai est confirmé par l'étude plus large du NSABP[7].

En cas de surexpression de HER2, plusieurs études montrent l'intérêt d'un traitement comportant de l'*Herceptin*.

Si la chimiothérapie a toute sa place dans les tumeurs rapidement évolutives, tout particulièrement chez les femmes jeunes, on peut aussi s'orienter vers une hormonothérapie néoadjuvante, chez des femmes plus âgées, dont la tumeur surexprime fortement des récepteurs hormonaux. On utilise plus volontiers les anti-aromatases compte tenu du taux de réponse plus élevé et de la meilleure tolérance observés avec cette classe thérapeutique.

7. *National Surgical Adjuvant Breast and Bowel Project.*

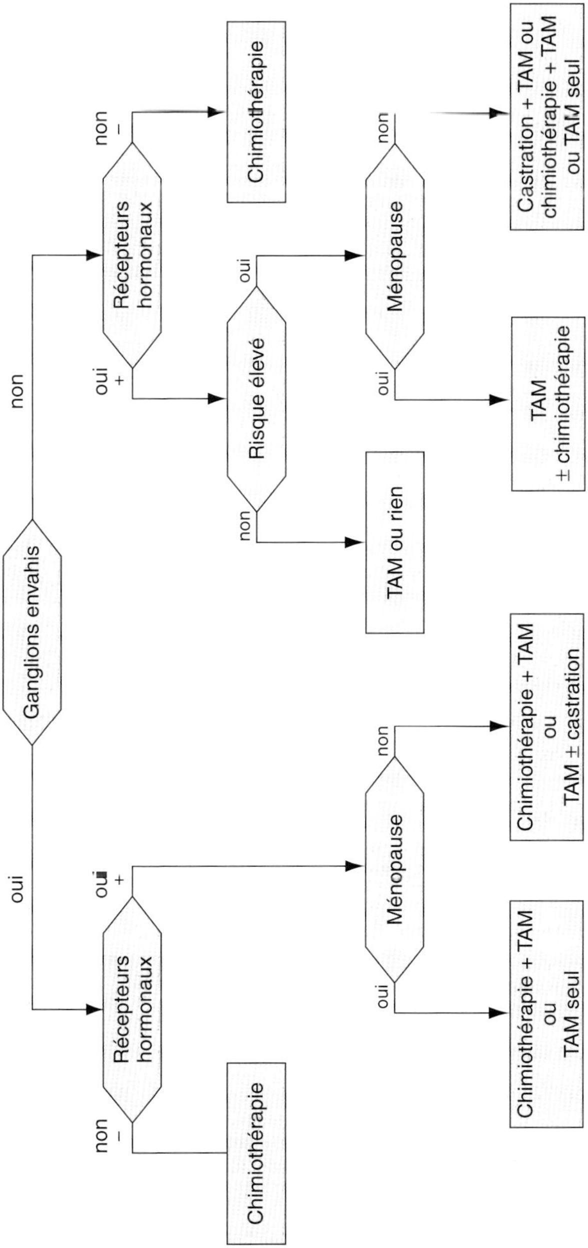

Arbre décisionnel 3 *Principes du traitement adjuvant des cancers infiltrants*

RÉCIDIVES LOCALES

Quels sont les facteurs de risque de récidive locale après traitement conservateur?

Il est globalement admis que le taux de récidive locale, toutes tumeurs confondues est de l'ordre de 1 % par an.

Cependant, des éléments cliniques et histologiques sont considérés comme des facteurs de risque de rechute locale et doivent faire discuter une mastectomie soit d'emblée soit au décours de la chirurgie mammaire partielle.

Ainsi, l'existence de lésions multicentriques, cliniquement ou radiologiquement, expose à un taux élevé de rechutes locales.

De même l'atteinte diffuse des marges d'exérèse chirurgicales est le principal facteur de risque de rechute locale. Le taux de rechute intramammaire est de 2 à 5 % en cas de marges négatives contre 16 à 21 % en cas de marges positives de façon diffuse. Par contre une atteinte focale de la marge d'exérèse n'est pas considérée comme un facteur pronostique de rechute locale. L'objectif est néanmoins d'obtenir une marge supérieure ou égale à 2 mm.

L'existence d'une composante intracanalaire extensive (EIC), définie par la présence conjointe d'une part, au sein d'un carcinome canalaire infiltrant d'une composante intracanalaire correspondant à au moins 25 % de la tumeur primitive infiltrante, et d'autre part d'une composante intracanalaire envahissant les tissus mammaires voisins normaux est un facteur prédictif de rechute locale. Environ 20 % des femmes traitées par chirurgie conservatrice pour cancer canalaire infiltrant du sein ont une telle composante de EIC.

Le risque de rechute intramammaire en cas de EIC est estimé entre 22 et 32 %.

En fait ce risque de rechute locale en cas de EIC est dépendant de l'état des marges chirurgicales et de l'âge de la patiente. En cas de marges négatives, il n'existe pas d'augmentation du risque de rechute locale.

L'existence d'une EIC n'est donc pas une contre-indication à une conservation mamaire à la condition de l'obtention d'une marge saine ou au maximum focalement atteinte. Mais l'association d'une marge atteinte de façon diffuse et/ou d'une EIC est une indication de mastectomie. L'association marge d'exérèse envahie de façon diffuse et composante intracanalaire extensive correspond en effet à une situation de mauvais pronostic avec un risque de rechute intramammaire évaluée à 40 %.

L'EIC est le témoin d'une maladie plus étendue que les aspects clinique et radiologique ne le laissaient supposer.

Les femmes de moins de 35 à 40 ans ont un plus haut risque de rechutes intramammaires, mais ce groupe est aussi à haut risque de rechute locale après une mastectomie sans qu'une différence de survie puisse être mise en évidence dans ce groupe de jeune âge entre les deux traitements radical et conservateur. Pour ce groupe d'âge de moins de 35 ans il est indispensable d'obtenir des marges saines, les taux de rechutes locales étant de 35 à 55 % en cas de marges limites ou positives.

Le cas des femmes présentant une mutation BRCA 1 ou 2 représente un risque sévère de rechute locale, contre-indiquant souvent la conservation mammaire (*cf. supra*).

Un traitement systémique, par chimiothérapie ou par tamoxifène a également un effet d'amélioration du taux de contrôle local mais ne permet en aucune façon de se dispenser d'une chirurgie carcinologiquement satisfaisante.

Les autres facteurs de pronostic, nombre de ganglions envahis, taille tumorale, grade histologique, Phase S et ploïdie sont des facteurs de risques de métastases sans influence sur le taux de rechute locale.

EN PRATIQUE

Un traitement conservateur est donc possible chez la grande majorité des femmes porteuses de cancer du sein opérable si les impératifs concernant la qualité des marges d'exérèse peuvent être respectés.

Une rechute locale modifie-t-elle le pronostic?

Bien que la récidive locale (tableau 4.XI) ait un pronostic moins défavorable que celui après rechute régionale ou métastatique, sa survenue est associée à un risque métastatique au moins 3 fois plus grand qu'en l'absence de celle-ci.

À stade égal, il n'y a pas de différence significative au plan pronostique entre une récidive pariétale après mastectomie et une rechute intramammaire après traitement conservateur.

Le pronostic d'une rechute locale est d'autant plus défavorable qu'elle survient plus tôt après le traitement initial. Il semblerait que l'intervalle libre de 2 ans soit la limite qui permette de trancher entre les récidives précoces graves et celles de meilleur pronostic. La survenue tardive d'une récidive locale doit plutôt faire penser à un deuxième cancer.

Tableau 4.XI. *Facteurs influençant la survie après récidive locale*

Facteur	*Survie à 10 ans*	*p-value*
Intervalle libre		0,006
< 2 ans	26 %	
2-4 ans	50 %	
4-6 ans	44 %	
> 6 ans	59 %	
Topographie		0,0001
Nouvelle tumeur	70 %	
Vraie récidive	52 %	
Non précisée (diffuse?)	22 %	
Atteinte cutanée	18 %	

Après mastectomie, le risque de rechute locale dépend surtout de l'atteinte ganglionnaire, alors qu'après traitement conservateur, le risque est corrélé à la qualité des berges d'exérèse et à l'âge de la patiente. Pour les patientes opérées avec des marges saines et qui reçoivent une radiothérapie associée à un traitement adjuvant appropriés le risque de rechute intrapariétale est de l'ordre de 1 % par an.

La survie après la récidive est étroitement corrélée au pronostic de la tumeur primitive. Cette survie est également conditionnée par certaines caractéristiques de la récidive elle-même, comme l'intervalle libre, entre le diagnostic de la maladie et la survenue de la récidive, la localisation de la récidive par rapport à celle de la tumeur primitive, la taille et l'extension locorégionale de ladite récidive.

Après mastectomie, il faut distinguer les rechutes locales des *nodules de perméation* qui sont des localisations cutanées secondaires et sont à considérer comme des véritables métastases car ils traduisent un envahissement par voie lymphatique (fig. 4.10). Elles surviennent généralement dans les 3 ans qui suivent la mastectomie. À l'opposé, certaines rechutes locales après mastectomie sont à considérer comme vraisemblablement dues à un geste chirurgical incomplet.

Comment traiter une récidive locale ?

Il n'y a pas de principe thérapeutique véritable, le traitement étant adapté à chaque cas. Schématiquement, et à condition qu'il n'existe pas d'état métastatique associé à la rechute locale :

Après traitement conservateur

Le standard est la réalisation d'une mastectomie de rattrapage, possiblement associée à une reconstruction. Certaines équipes réalisent toutefois des réexcisions chirurgicales quand celles-ci sont techniquement possibles sans dégradation inacceptable de l'esthétique mammaire, et à condition que le siège de la rechute locale soit relativement proche du lit tumoral initial.

Après mastectomie

– Exérèse chirurgicale si techniquement possible.
– Radiothérapie en l'absence d'irradiation antérieure.

Dans tous les cas

Un traitement adjuvant est pratiquement systématique, bien que ne faisant l'objet d'aucun consensus.

CANCER DU SEIN EN PHASE MÉTASTATIQUE

Parmi les 25 000 nouveaux cas annuels, plus de la moitié développera des métastases au cours de l'évolution de la maladie. Par ailleurs environ 5 % des patientes se présentent d'emblée avec un état métastatique.

1er Forum Santé du groupe Nice-Matin

Les « Pages Santé » du Groupe Nice-Matin vous accompagnent tous les dimanches depuis septembre 2002.

Entre nous et vous, qui nous confiez parfois vos peines, vos souffrances, vos espoirs, une relation privilégiée s'est établie.

Pour mieux répondre à vos attentes et pour mieux nous connaître encore, notre journal a eu envie d'aller plus loin en créant : « Les Forums Santé du Groupe Nice-Matin », des rendez-vous publics réguliers animés par notre équipe rédactionnelle Santé, avec la participation d'experts dans les sujets médicaux que nous traitons. Nous vous invitons donc au « 1er Forum Santé du Groupe Nice-Matin », mercredi 29 mars à 17 heures au Palais de la Méditerranée, 15 promenade des Anglais à Nice, pour parler d'un thème unique : « Le cancer du sein, sa prévention, ses traitements », en partenariat avec le laboratoire AstraZeneca.

Deux invités de renommée internationale interviendront à la tribune lors de ce forum public : Le Pr David Khayat, président de l'Institut national du Cancer et le Pr Moïsc Namer, spécialiste du cancer du sein. Vous pouvez d'ores et déjà poser vos questions par mail à : forumsanté@nicematin.fr ou en téléphonant à notre service relations-lecteur (04.93.18.35.00.).

P.H.

ENQUÊTE

Les portables
Réponse « à la

Vous n'utilisez pas de téléphone portable ? Dans ce cas, vous êtes un " témoin " précieux pour toutes les études scientifiques en cours, une espèce rare, pratiquement en voie de disparition…

Car, aujourd'hui, le portable est partout. Même dans le cartable des enfants, un phénomène de société qui fascine et inquiète à la fois. Depuis des années, les études contradictoires se multiplient et la question reste posée, sans réponse sérieusement validée : existe-t-il un risque à s'exposer aux ondes électromagnétiques des téléphones mobiles ?

Le Pr Jean-Claude Debouzy

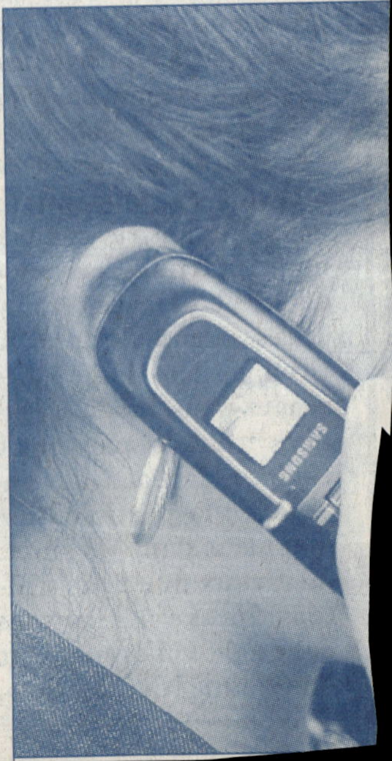

Bien qu'actuellement la survenue de métastases soit encore le plus souvent synonyme d'incurabilité avec une médiane de survie de 18 à 24 mois après la découverte de la première métastase, les traitements modernes en phase métastatique permettent désormais d'améliorer et la survie et la qualité de vie, et dans certains cas d'espérer une rémission complète très prolongée (près de 10 % des patientes sont en vie 10 ans après leur première évolution métastatique).

Il existe un certain nombre de facteurs pronostiques et prédictifs en phase métastatique dont l'analyse associée au contexte clinique guidera la stratégie thérapeutique. Cette dernière associe de façon variable chimiothérapie, hormonothérapie, radiothérapie et parfois chirurgie.

La plupart des patientes métastatiques recevront à un moment ou un autre de l'évolution de leur maladie *et* la chimiothérapie *et* l'hormonothérapie (arbre 4).

Quelles sont les localisations préférentielles des métastases de cancer du sein lors de la première rechute?

Comme l'indique le tableau 4.XII, la localisation métastatique la plus fréquente est l'atteinte osseuse suivie de l'atteinte pleuropulmonaire et hépatique. Seules 10 à 15 % des patientes se présentent lors de la première rechute avec des métastases multiples.

Tableau 4.XII. *Localisation des métastases*

Localisation	*Fréquence*
os	30 à 60 %
poumon et plèvre	15 à 30 %
foie	5 à 15 %
peau et rechute locale	20 à 35 %
cerveau et SNC	< 1 %
divers (ovaire, estomac, choroïde…)	< 5 %
sites multiples	10 %

Certains facteurs semblent influer sur le site de première métastase tels le type histologique, le grade SBR, et la présence de récepteurs hormonaux sur la tumeur initiale. Schématiquement, les tumeurs de grade SBR I ou avec récepteurs hormonaux positifs évolueront plus souvent vers des métastases osseuses, alors que les tumeurs de haut grade et à récepteurs négatifs donneront plutôt des localisations viscérales (pleuropulmonaires et/ou hépatiques).

Quels sont les facteurs pronostiques en phase métastatique?

Les paramètres classiques susceptibles d'influer négativement sur la survie lors de la première rechute métastatique sont : le nombre de sites métastatiques (≥ 3), la présence de localisations viscérales (foie, cerveau), le délai

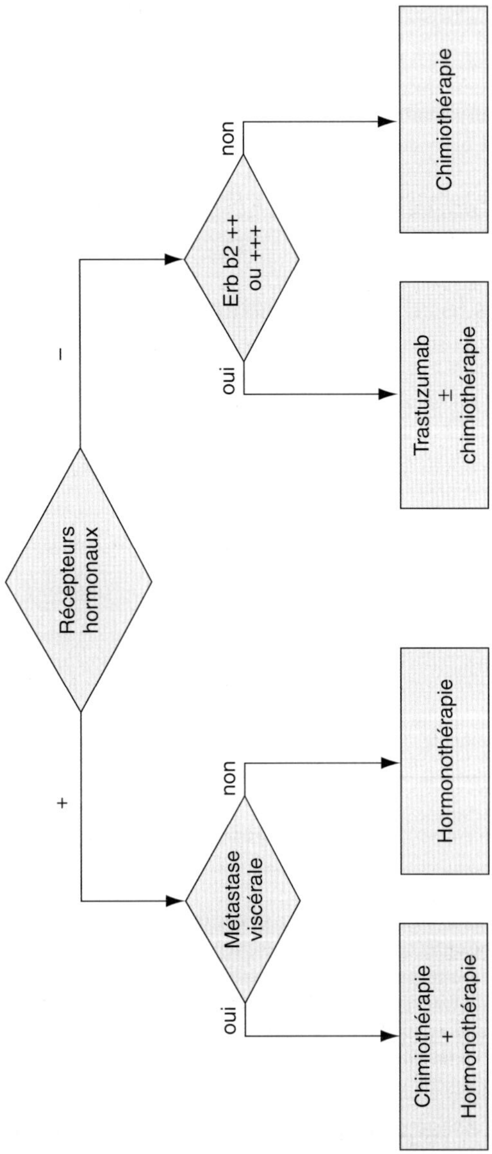

Arbre décisionnel 4 *Principes thérapeutiques en phase métastatique*

d'apparition de la première métastase (< 24 mois). Ces paramètres sont le plus souvent corrélés à l'absence de récepteurs hormonaux

Les cancers du sein métastatiques représentent une population très hétérogène dont globalement de 5 % à 15 % sont en vie à 5 ans, mais avec une grande variabilité selon ces paramètres pronostiques.

Ainsi, les localisations cérébrales sont associées à une médiane de survie de 3 mois, alors qu'une localisation osseuse unique peut autoriser une survie de plus de 10 ans.

Quels sont les facteurs prédictifs de réponse aux traitements des métastases ?

La connaissance de ces facteurs est primordiale car elle permet de décider du choix thérapeutique et notamment de privilégier soit l'hormonothérapie, soit la chimiothérapie, soit des thérapeutiques ciblées sachant que l'utilisation rationnelle (séquentielle ou concomitante) de ces différentes modalités permettra une prise en charge optimale de la maladie métastatique.

Facteurs prédictifs de réponse à l'hormonothérapie

Globalement, 30 % des patientes répondent favorablement à un traitement hormonal de première ligne, mais certains paramètres permettent de définir un profil d'hormonosensibilité.

❒ Âge

Les taux de réponse à l'hormonothérapie sont meilleurs chez les femmes âgées. Schématiquement plus la ménopause est ancienne (> 5 ans), plus la probabilité d'efficacité du traitement est grande.

❒ Intervalle libre

Entre le diagnostic de la tumeur primitive et l'apparition des métastases, plus l'intervalle libre est important (> 2 ans), plus le taux de réponse est élevé, pouvant dépasser 50 % lorsque ce délai est supérieur à 5 ans.

❒ Site métastatique

Classiquement les localisations non viscérales (os, peau, ganglions) sont plus hormonosensibles que les localisations viscérales (foie, cerveau, poumon).

❒ Récepteurs hormonaux

Il existe une excellente corrélation entre la présence de récepteurs hormonaux sur la tumeur primitive et la probabilité de réponse à l'hormonothérapie. Ainsi, plus de 50 % des patientes présentant des récepteurs aux œstrogènes (RE +) répondent au traitement hormonal, alors que le taux de réponse est inférieur à 10 % lorsque les récepteurs sont négatifs. L'étude des récepteurs aux progestatifs (RP) permet d'affiner l'analyse du degré d'hormonodépendance tumorale : la positivité de ces récepteurs, en association aux RE, autorise une probabilité de réponse à l'hormonothérapie de l'ordre de 70 %.

Actuellement, de nombreux travaux de recherche sont en cours afin de déterminer de nouveaux facteurs biologiques susceptibles d'être associés à l'hormonosensibilité avec notamment l'hyperexpression de l'oncogène Her-2/neu qui conférerait un statut d'hormonorésistance.

Facteurs prédictifs de réponse à la chimiothérapie

Globalement de 50 à 80 % des patientes répondent à une chimiothérapie de première ligne. On définit des paramètres de chimiosensibilité :

❒ État général

Classiquement les patientes en bon état général présentent un meilleur taux de réponse et une meilleure survie après chimiothérapie.

❒ Âge

Classiquement les taux de réponse sont plus élevés chez les femmes non ménopausées, mais ceci peut simplement être dû à l'administration de doses plus faibles chez les patientes plus âgées.

❒ Intervalle libre entre le diagnostic de la tumeur primitive et l'apparition des métastases

Plus ce délai est important (> 5 ans), plus la probabilité de réponse est élevée.

❒ Nombre de sites métastatiques

Un nombre limité (< 3) est associé à un meilleur taux de réponse.

❒ Localisation métastatique

Les atteintes de la peau, des ganglions et des tissus mous répondent plus favorablement à la chimiothérapie que les métastases osseuses, pulmonaires ou hépatiques.

❒ Absence de chimiothérapie adjuvante antérieure

Les patientes ayant reçu une chimiothérapie adjuvante initiale paraissent répondre moins favorablement à une chimiothérapie en phase métastatique, et ce d'autant plus que le délai entre la fin du traitement adjuvant et l'apparition des métastases est inférieur à deux ans.

La réponse à une hormonothérapie antérieure n'est pas un facteur prédictif de chimiosensibilité.

Contrairement à l'hormonothérapie, il n'existe pas encore de facteur biologique reconnu comme prédictif de chimiosensibilité; de nombreux travaux sont en cours sur ce sujet.

Quand prescrire une chimiothérapie en phase métastatique ?

La chimiothérapie en situation métastatique est indiquée chez les patientes hormonorésistantes (RO- ou ayant acquis une hormonorésistance) ou ayant une maladie rapidement progressive mettant rapidement en jeu le pronostic vital. L'état général, les fonctions hématologiques, hépatiques et rénales doivent permettre une administration raisonnable de ce traitement. Schématiquement, la femme jeune avec récepteurs hormonaux négatifs, se présentant avec des localisations viscérales multiples et un intervalle libre court (< 2 ans) relève typiquement en première intention d'une chimiothérapie.

À l'inverse, une femme plus âgée, avec des localisations cutanées ou osseuses apparaissant plusieurs années après le diagnostic initial peut bénéficier pendant plusieurs années d'une hormonothérapie avec des contraintes thérapeutiques moindres.

Quelle chimiothérapie prescrire en phase métastatique ?

Le choix du protocole de chimiothérapie (CT) en phase métastatique dépend principalement de trois critères :

– notion de traitement préalable par anthracyclines en situation adjuvante ou néoadjuvante et dose totale d'anthracyclines reçue ;

– notion d'intervalle de temps entre la fin du traitement adjuvant par anthracycline et la rechute métastatique ;

– notion d'hyperexpression d'HER2.

Naturellement la décision sera pondérée par l'âge, l'état général et les comorbidités de la patiente.

En général les patientes ne sont pas retraitées avec des protocoles pour lesquels elles ont acquis une résistance. Cependant le protocole initial peut être réadministré s'il existe un long intervalle libre entre la rechute métastatique et la fin du traitement adjuvant ou néoadjuvant.

Le cancer du sein métastatique peut être considéré comme une maladie relativement chimiosensible. Les taux de réponse en monothérapie se situent entre 20 et 70 % avec des agents variés : anthracyclines, poisons du fuseau (taxanes et vinca alcaloides), alkylants, antimétabolites. Malheureusement, tous sites métastatiques confondus, la médiane de survie des patientes porteuses de cancer du sein métastatique traité par chimiothérapie se situe aux alentours de 20 mois.

Les associations d'agents cytotoxiques sont plus actives que les monothérapies mais avec une augmentation des toxicités et une réduction de l'index thérapeutique. L'administration des différentes drogues non pas de façon concomitante mais de façon séquentielle permet d'améliorer la tolérance et montre des résultats encourageants car chaque drogue est alors administrée à une dose optimale.

Les combinaisons à base d'anthracyclines sont plus actives en terme de survie que celles sans anthracyclines type CMF : en absence de chimiothérapie antérieure, les protocoles les plus utilisés sont donc : adriamycine cyclophosphamide (AC), fluoro-uracile, adriamycine, cyclophosphanmide (FAC), ou EC, et FEC où l'épirubicine remplace l'adriamycine. Les anthracyclines ayant une toxicité cardiaque liée à la dose totale reçue, ces protocoles ne peuvent être utilisés qu'en l'absence de contre-indication cardiaque. Il faut souligner que les stratégies thérapeutiques actuelles incluant le plus souvent 6 cycles de FEC 100 en adjuvant ne permettent pas toujours de réintroduire ces drogues en situation métastatique en raison de leur toxicité cumulative.

En cas, soit de résistance soit de contre-indication aux anthracyclines, les taxanes ont une place de choix.

Malgré des taux de réponse et des survies sans progression significativement améliorés par l'utilisation des taxanes, il n'existe pas à ce jour d'évidence concernant un gain en survie globale par rapport aux associations plus classiques.

En cas d'échec thérapeutique après anthracyclines, on peut également citer l'association *Taxotère-Xéloda*, qui permet d'administrer un dérivé du 5FU par voir buccale pendant 14 jours, ce qui correspond à une bien moindre contrainte thérapeutique que l'administration du 5FU en perfusion continue. Cette association est supérieure à l'administration du *Taxotère* seul en termes de réponse, de temps jusqu'à progression et de survie globale. Il faut toutefois noter que l'incidence du syndrome mains-pieds est le facteur limitant de cette association.

L'amélioration des taux de survie passe par l'obtention de réponses complètes, mais l'utilisation de chimiothérapies à hautes doses n'a malheureusement pas permis d'améliorer la survie globale. Chez des patientes jeunes en bon état général, il faut peut-être explorer le concept de dose-densité en répétant l'administration des produits.

La surexpression de HER2 est considérée comme un facteur de mauvais pronostic, mais est un facteur prédictif de réponse à un traitement comportant du trastuzumab (*Herceptin*). En effet, une étude randomisée comparant une chimiothérapie à la même chimiothérapie associée à du trastuzumab, a montré un gain significatif en termes de taux de réponse, de temps jusqu'à progression et de survie globale en faveur de cette association. Toutefois, la cardiotoxicité de l'association trastuzumab-anthracyclines ne permet pas leur administration concomitante et demande une vigilance particulière si la patiente a reçu préalablement des anthracyclines. L'*Herceptin* est actuellement utilisé en association avec les taxanes et d'autres associations sont en cours d'évaluation.

EN PRATIQUE

Le cancer du sein métastatique doit être considéré comme une maladie chronique, nécessitant l'administration de produits cytotoxiques à long terme. Dès lors la toxicité et la contrainte thérapeutique doivent permettre de maintenir une qualité de vie satisfaisante. Cela doit être pris en compte dans la stratégie thérapeutique et il est intéressant de pouvoir utiliser des drogues orales, ou des traitements biologiques peu toxiques (hormonothérapie, *Herceptin*).

Quelle est la durée de la chimiothérapie en phase métastatique ?

En situation de première ligne thérapeutique, la poursuite de la chimiothérapie six mois après l'obtention de la réponse est une attitude généralement admise. La décision dépend en particulier de la tolérance du traitement.

Les modalités, ainsi que la durée, d'un éventuel traitement d'entretien, restent à définir, sachant qu'une amélioration significative du confort et de la qualité de vie (notamment sur la survie sans *progression* métastatique et donc sans manifestation symptomatique tumorale) est démontrée par certaines équipes proposant des chimiothérapies prolongées par comparaison aux chimiothérapies de courte durée.

Quels sont les résultats actuels de la chimiothérapie en phase métastatique ?

Les protocoles les plus actifs sont susceptibles d'induire des régressions tumorales dans près de 70 % des cas (dont 15 à 20 % de rémissions complètes) avec une durée médiane variant de 6 à 12 mois (pouvant atteindre 18 mois en cas de rémission complète). Classiquement, l'efficacité de la chimiothérapie (CT) varie en fonction des localisations métastatiques : les localisations ganglionnaires et des tissus mous répondent dans 50 à 90 % des cas, les localisations viscérales dans 30 à 50 %, et les localisations osseuses dans 20 à 40 % des cas.

Le délai d'action est également variable, fonction du protocole thérapeutique, de l'intensité de traitement, et du site métastatique (les localisations des tissus mous étant les plus rapidement sensibles).

La CT avec anthracyclines semble augmenter la médiane de survie des patientes métastatiques en moyenne de six mois et l'utilisation plus récente des taxanes permet d'améliorer la survie sans progression ce qui a un impact sur la qualité de vie. Moins de 5 à 15 % des cancers du sein métastatiques sont en vie à dix ans. Cependant la chimiothérapie possède un rôle palliatif considérable en améliorant la qualité de survie de ces patientes. Des espoirs récents se sont fait jour dans le cadre des études comportant des chimiothérapies à forte dose, mais leurs résultats méritent confirmation.

Quand prescrire une hormonothérapie en phase métastatique ?

Une hormonothérapie est indiquée en cas de récepteurs hormonaux positifs (Rh+). Ainsi, une métastase unique, non viscérale, non menaçante, survenant sur une tumeur d'évolution lente, apparaissant tardivement après le diagnostic initial, constitue-t-elle une indication privilégiée d'hormonothérapie.

De nombreuses indications ne peuvent être énumérées ici, mais l'hormonothérapie peut parfois se prescrire en association avec la chimiothérapie en cas de tumeur à récepteurs hormonaux positifs (nécessité d'une régression tumorale rapide, augmentation de la survie sans progression), en relais de la chimiothérapie, ou après échec de la chimiothérapie.

Il faut préciser qu'en cas de réponse après une première hormonothérapie, l'échappement est le plus souvent inéluctable dans un délai variable (en moyenne de 9 à 12 mois), mais la probabilité de réponse à une seconde hormonothérapie reste élevée (de 30 à 40 %) avec cependant une durée d'efficacité plus brève.

Quelle hormonothérapie prescrire en phase métastatique?

Selon le statut hormonal de la patiente, on peut proposer :

– chez la femme non ménopausée une *suppression ovarienne* (chimique, radique, ou exceptionnellement chirurgicale). Cette suppression ovarienne associée aux anti-œstrogènes (tamoxifène) permet d'augmenter le taux de réponse, la survie sans progression et la survie globale (*méta-analyse de Peto*). Des études sont en cours comparant l'association agoniste LHRH-antiaromatase par rapport à l'agoniste seul (diminution au plus bas des taux d'œstradiol);

– chez la femme ménopausée, *3 classes médicamenteuses* sont utilisées : les anti-œstrogènes (tamoxifène[8]), les progestatifs et les anti-aromatases (anastrozole[9], létrozole[10] et examestane[11]).

Si la femme est en cours de traitement par tamoxifène, on peut proposer un relais par inhibiteur de l'aromatase si le traitement a été institué depuis plus de trois ans. Si la rechute est plus précoce, une chimiothérapie doit être proposée.

Si la rechute survient moins de 12 mois après l'arrêt du tamoxifène, un relais par antiaromatase peut se justifier.

Si la rechute est plus tardive, il n'y a théoriquement pas de résistance au tamoxifène et celui-ci peu être réintroduit. Néanmoins, les résultats des études comparant tamoxifène *versus* letrozole, anastrozole, ou examestane justifient pleinement l'administration d'un antiaromatase dans cette situation.

Chez les femmes récepteurs hormonaux positifs et présentant une résistance acquise au tamoxifène, l'utillisation d'inhibiteurs des récepteurs aux facteurs de croissance (anti-EGF), permettrait d'obtenir de nouvelles réponses thérapeutiques.

L'association de ces différentes classes ne présente aucun intérêt sur la survie, mais peut permettre dans certains cas très particuliers une augmentation des taux de réponse. Cette attitude ne peut cependant être recommandée en routine.

Quelle est la place des biphosphonates?

Ce sont des inhibiteurs de la résorption osseuse par freinage de l'activité des ostéoclastes.

---

8. *Nolvadex.*
9. *Arimidex.*
10. *Femara.*
11. *Aromasine.*

De nombreuses études montrent l'intérêt de leur utilisation dans les métastases osseuses : ils permettent de traiter et prévenir les épisodes d'hypercalcémie, de diminuer l'intensité de la douleur et réduisent le taux de complications mécaniques des métastases osseuses. Cette classe thérapeutique participe significativement à l'amélioration de la qualité de vie des patientes.

Ils pourraient avoir une action plus spécifique sur le processus métastatique, puisque la diminution du taux de survenue de métastases osseuses (et viscérales) par leur utilisation en adjuvant chez des patientes ayant des micrométastases médullaires a été rapportée.

STRATÉGIES THÉRAPEUTIQUES PARTICULIÈRES

Que faire devant une adénopathie axillaire métastatique isolée?

La constatation d'une adénopathie axillaire suspecte chez une femme, en l'absence de toute anomalie mammaire clinique, radiographique et échographique n'est pas une situation exceptionnelle. Il importe de rechercher avant tout une origine mammaire en raison de l'incidence thérapeutique qui en découle. L'attitude à adopter n'est pas univoque, mais on peut proposer un schéma stratégique :

– affirmer le caractère isolé de l'adénopathie : en cas de négativité absolue de la clinique et de l'imagerie conventionnelle, il convient de pousser davantage les investigations, en pratiquant notamment une IRM mammaire dont la sensibilité et la spécificité sont très supérieures à celle du couple radiographie-échographie dans cette indication. Ce n'est actuellement qu'en cas de négativité de l'IRM que l'on peut parler d'adénopathie isolée;

– affirmer que l'adénopathie est métastatique : le diagnostic sera porté par cytoponction et/ou biopsie chirurgicale avec dosage des récepteurs hormonaux;

– recueillir des arguments en faveur d'une origine mammaire :

- type histologique : adénocarcinome,
- positivité des récepteurs hormonaux,
- élévation significative du CA 15-3,
- certaines équipes préconisent une biopsie chirurgicale large systématique du quadrant supéro-externe du sein homolatéral, biopsie dont la négativité n'exclut pas pour autant le diagnostic.

La stratégie thérapeutique n'est pas codifiée. Pour la plupart des auteurs, le traitement comporte :

– un curage ganglionnaire axillaire;

– une chimiothérapie ± hormonothérapie selon les RH;

– pour certains s'y associe une irradiation du creux axillaire et, bien entendu mammaire si le primitif a pu être localisé.

Comment doit-on traiter un carcinome *in situ* ?

Le traitement d'un *carcinome canalaire in situ* se limite au traitement locorégional : le risque métastatique est minime (et même théoriquement nul) et il n'y a donc pas d'indication à un traitement adjuvant systémique.

La fréquente multifocalité des lésions invite classiquement à un geste chirurgical très large (mastectomie avec reconstruction immédiate), souvent mal accepté, mais qui pourrait l'être d'autant mieux qu'il est synonyme de guérison. Toutefois, la tendance actuelle est ici aussi d'élargir autant que faire se peut les indications du traitement conservateur, en réservant les indications de mastectomie aux formes réellement multifocales et/ou à très haut risque de récidive : il est en effet plutôt paradoxal de proposer un traitement mutilant pour une lésion dont le pronostic n'est *a priori* pas vital, alors que l'on pratique des traitements conservateurs pour d'authentiques tumeurs infiltrantes.

Les indications thérapeutiques peuvent schématiquement se résumer de la façon suivante :

– patientes présentant des lésions diffuses (microcalcifications étendues) : mastectomie avec reconstruction immédiate. Un prélèvement ganglionnaire est recommandé (curage premier étage, ou ganglion sentinelle pour certains)[12] ;

– patientes présentant un foyer localisé dont l'exérèse avec marges saines peut être réalisée avec un bon résultat esthétique : traitement conservateur radiochirurgical, la radiothérapie diminuant significativement le risque de récidive locale quelles que soient les caractéristiques de la lésion traitée. Une mammographie postopératoire est impérative afin de vérifier l'absence de microcalcifications résiduelles.

La décision d'un traitement conservateur doit prendre en compte l'existence de facteurs de risque de récidive locale, qui apparaît souvent sous forme infiltrante (risque de métastase et de décès). L'évaluation préopératoire devra donc tenir compte d'un certain nombre de facteurs reconnus comme étant susceptibles d'aggraver le risque de récidive : un âge de moins de 40 ans, l'existence d'une comédonécrose, un haut grade nucléaire. Dans tous les cas, la qualité des berges d'exérèse est un élément unanimement reconnu dans le déterminisme d'une éventuelle rechute locale. L'existence éventuelle d'une prédisposition génétique doit être considérée comme une contre indication à la conservation.

La place de l'hormonothérapie *adjuvante* par tamoxifène dans le traitement des carcinomes *in situ* n'est pas consensuelle. De grandes études anglo-saxonnes sont en cours pour tenter de répondre à cette question. Elles tenteront également d'évaluer l'intérêt du tamoxifène sur la prévention du risque controlatéral.

Le cas particulier du *carcinome lobulaire in situ (CLIS)* mérite d'être individualisé : l'absence de transformation infiltrante du CLIS conduit ici plus encore que pour les carcinomes intracanalaires de bas grade à une attitude thérapeutique très peu agressive. L'exérèse de la lésion suivie d'une surveillance attentive est désormais considérée comme suffisante par la plupart des auteurs.

12. Risque de positivité du prélèvement par existence d'un foyer micro-infiltrant initialement méconnu dans 4 à 12 % des cas.

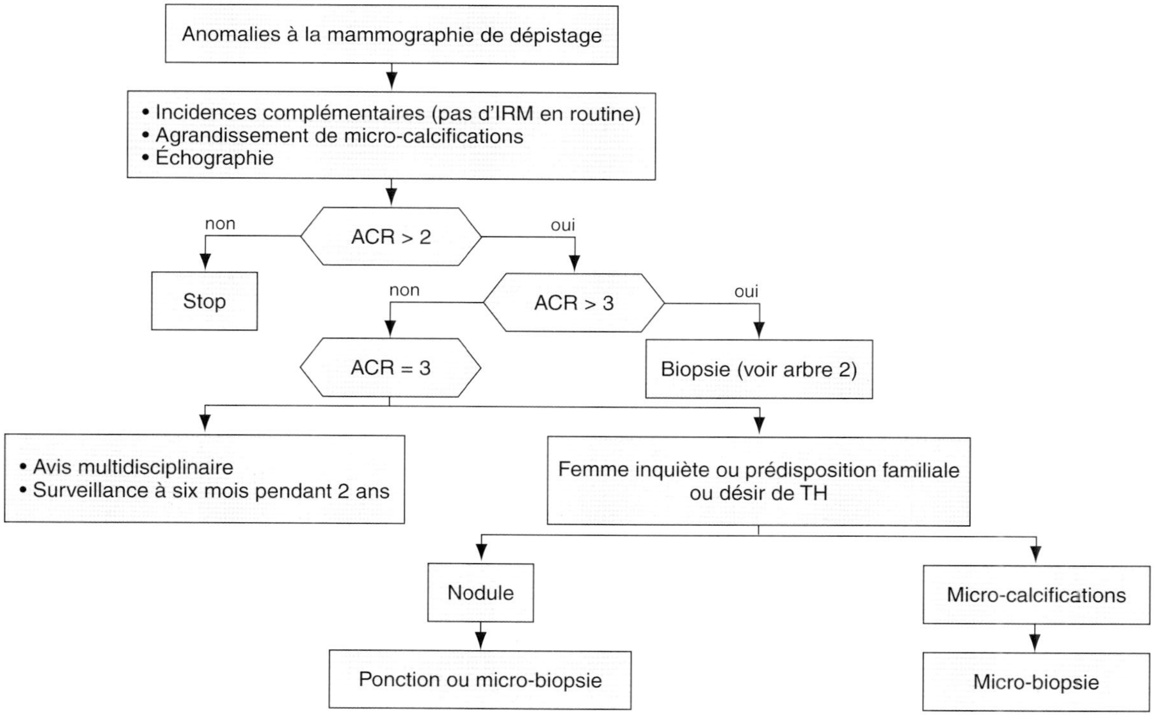

Arbre décisionnel 5 *Prise en charge des carcinomes intracanalaires (1)*

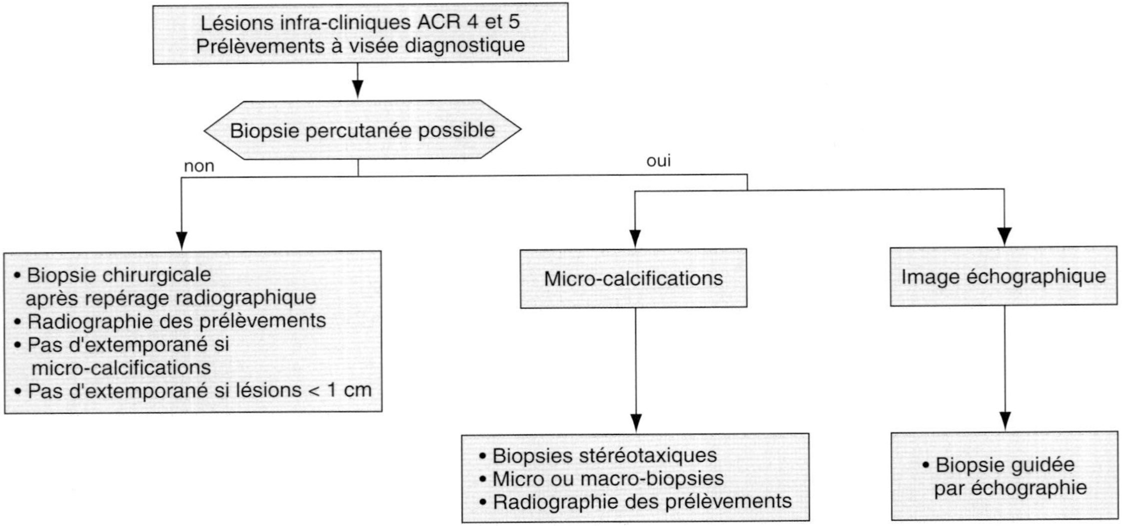

Arbre décisionnel 6 *Prise en charge des carcinomes intracanalaires (2)*

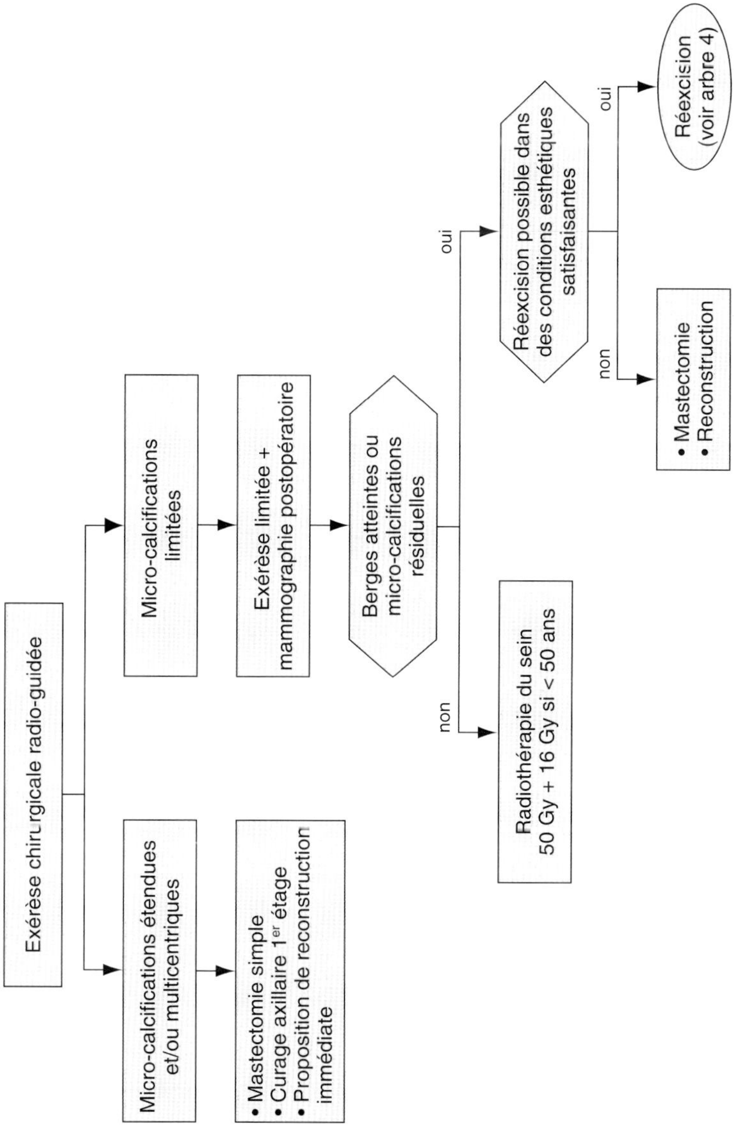

Arbre décisionnel 7 *Prise en charge des carcinomes intracanalaires (3)*

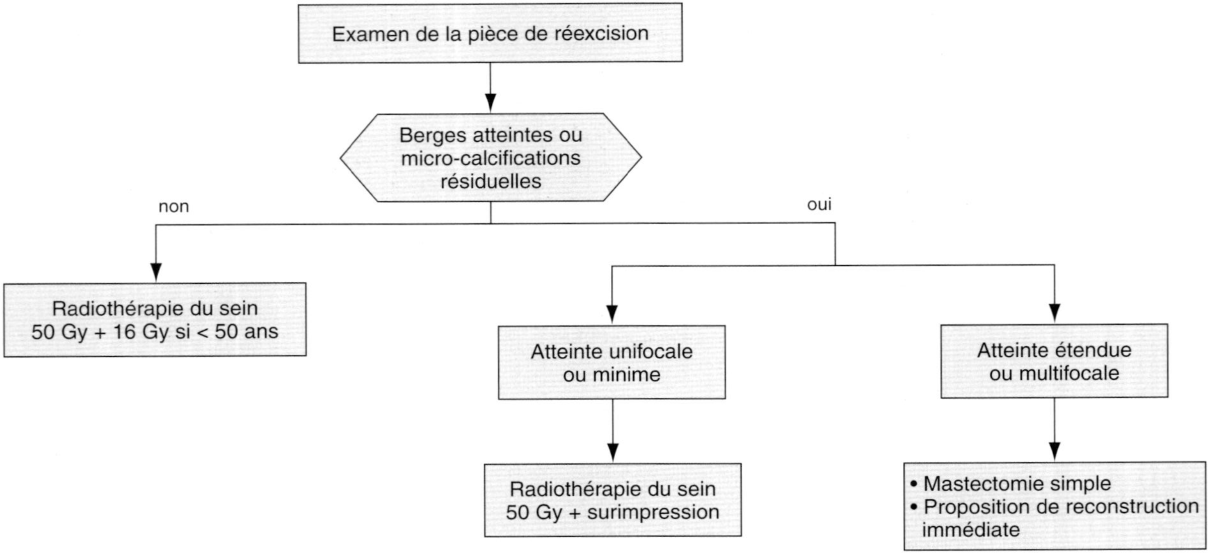

Arbre décisionnel 8 *Prise en charge des carcinomes intracanalaires (4)*

Quelles sont les particularités thérapeutiques des cancers du sein chez l'homme ?

Rare, mais non exceptionnel, le cancer du sein chez l'homme représente 1 % des cancers du sein, soit environ 200 à 300 nouveaux cas annuels en France.

L'âge médian de survenue est de 60 ans. Les facteurs de risque classiques sont l'hyperœstrogénie relative ou absolue, le syndrome de Klinefelter, les radiations ionisantes et, très probablement le risque familial avec, pour certaines équipes, une prédisposition héréditaire liée aux mutations du gène BRCA 2.

La présentation clinique diffère peu de celle de la femme, avec cependant plus souvent un écoulement mamelonnaire sanglant et la présence de signes cutanés traduisant une extension locale plus précoce étant donné le faible volume glandulaire initial. Les stades localement avancés sont plus fréquents chez l'homme que chez la femme.

Histologiquement, le carcinome canalaire infiltrant constitue la forme la plus fréquente, mais tous les types histologiques peuvent être retrouvés, avec une plus grande fréquence des carcinomes neuro-endocrines.

Les facteurs pronostiques sont peu différents de ceux de la femme, mais en raison d'un stade de découverte plus avancé, le pronostic global semble plus sombre.

Les principes thérapeutiques sont identiques, excepté bien entendu concernant le traitement locorégional chirurgical qui demeure la mastectomie radicale avec curage axillaire. Le traitement conservateur ne peut qu'exceptionnellement être proposé en raison du faible volume glandulaire, de la précocité de l'invasion cutanée et des plans profonds, du caractère le plus souvent central de la tumeur, et d'un bien moindre retentissement esthétique.

La radiothérapie est très souvent indiquée, indépendamment du statut ganglionnaire, en raison de l'extension fréquente à la paroi et à la peau.

Les traitements systémiques sont le plus souvent identiques dans leur forme et dans leur indication à ceux proposés chez la femme, et notamment l'hormonothérapie par tamoxifène (60 à 80 % des cancers de l'homme ont des récepteurs hormonaux positifs). Certaines équipes proposaient également une hormonothérapie suppressive par orchidectomie et/ou surrénalectomie (afin de supprimer l'aromatisation de la testostérone en œstrogènes), techniques désormais remplacée par les analogues de la LH-RH et les anti-aromatases.

Comment traiter une tumeur phyllode ?

L'évolution des tumeurs phyllodes (TP) est ambiguë, parfois bénigne, parfois récidivante sur le plan local, parfois métastatique. La récidive locale est le plus souvent la règle, essentiellement fonction de la qualité de l'exérèse chirurgicale initiale, mais aussi du grade histologique de la tumeur et donc de son agressivité potentielle.

Le traitement des TP est avant tout chirurgical et repose sur une exérèse large. Il ne faut pas hésiter à proposer une reprise chirurgicale large avec importante marge de sécurité lorsque le diagnostic histologique n'a pu être effectué en extemporané et que les limites de la pièce initiale sont atteintes.

La mastectomie est en règle générale réservée aux tumeurs de grande taille (pour lesquelles un traitement conservateur serait inesthétique) et aux récidives de grade histologique élevé. Le curage axillaire n'a pas d'indication même en cas de malignité en raison de l'absence de lymphophilie de ces tumeurs sarcomateuses (taux d'invasion axillaire inférieur à 2 %). La reconstruction doit être en règle *différée* en raison du potentiel élevé de rechute locale.

La place de la radiothérapie reste controversée et la plupart des auteurs s'accorde pour ne pas proposer d'irradiation complémentaire lors du traitement initial.

En cas de TP sûrement maligne, le traitement se rapproche de celui des sarcomes des tissus mous, et peut comporter selon les cas une chirurgie large suivie d'une chimiothérapie complémentaire et éventuellement d'une irradiation locorégionale.

L'hormonothérapie ne semble pas avoir de place dans le traitement des TP.

SURVEILLANCE DU CANCER DU SEIN TRAITÉ

Quel est l'objectif de la surveillance?

La surveillance vise à diagnostiquer précocement une rechute locale ou à distance, une complication du traitement, l'apparition d'un deuxième cancer sur le sein controlatéral.

La valeur de cette surveillance est entièrement dépendante de l'efficacité du traitement de rattrapage, il est inutile d'imposer de multiples examens si la rechute ne peut être contrôlée par une reprise du traitement.

Cette surveillance vise aussi à faciliter la réinsertion de la malade.

Le pronostic des cancers du sein reste grave puisque 50 % vont rechuter dans les 10 ans, une fois sur 4 sous forme locale, sur la paroi ou le sein conservé, et trois fois sur quatre sous forme métastatique. 80 % de ces rechutes surviennent dans les cinq premières années, mais parfois à long terme jusqu'à 20 ans après le diagnostic.

Quels examens pour quelle utilité?

La probabilité de rechute locale est de l'ordre de 10 % à 10 ans, tous patients confondus. Plus sa survenue est précoce par rapport au traitement initial plus son pronostic est sévère. Des rechutes locales à plus de 10 ans sont considérées comme des deuxièmes cancers du sein plus qu'une rechute d'un premier cancer du sein.

L'objectif de cette surveillance locale est donc le diagnostic précoce de la rechute afin de limiter le risque d'évolution métastatique, et de permettre un éventuel nouveau traitement conservateur mammaire.

L'intensité de cette surveillance est adaptée aux critères de rechute locale, tumeur multifocale, marges limites, composante intracanalaire extensive, jeune âge de la patiente.

Surveillance clinique

Elle est régulière, tous les trois à six mois les trois premières années, puis tous les six à douze mois pour les deux années suivantes, puis sur un mode annuel. Une autopalpation bilatérale est recommandée tous les mois.

Les anomalies recherchées sont un érythème, une rétraction du sein, des nodules de perméation, une masse intramammaire.

Ces anomalies cliniques doivent être distinguées des aspects post-thérapeutiques, érythème, radiodermite scléro-atrophique, cytostéatonécrose due au boost sur le lit tumoral initial.

La récidive ganglionnaire est recherchée en axillaire et sus claviculaire sous la forme d'une masse arrondie, dure parfois fixée.

La surveillance mammaire est également controlatérale.

L'interrogatoire et l'examen clinique recherchent également de signes de complications iatrogénes.

Surveillance radiologique

L'objectif est de dépister des rechutes infracliniques ou l'apparition d'un deuxième cancer homo- ou controlatéral.

❐ Mammographies

Les mammographies doivent être comparatives à la recherche d'une modification nouvelle du sein. Cette analyse dynamique nécessite une mammographie de référence post-thérapeutique pour différencier séquelles de l'association radiochirurgicale et récidive intramammaire. Une mammographie précoce est donc réalisée dans les 6 mois après la fin du traitement conservateur puis sur un mode annuel.

❐ Échographie

Sa valeur est très importante entre des mains expérimentées pour différencier des séquelles thérapeutiques d'une récidive locale en particulier sur l'importance de la vascularisation au sein et au pourtour de l'anomalie visualisée. Sur les aires ganglionnaires axillaire ou sus claviculaire elle est supérieure à l'examen clinique et permet de diriger une cytoponction.

❐ IRM

L'IRM en séquence dynamique est complémentaire de l'échographie et de la mammographie pour différencier séquelle et rechute locale. Cette technique, qui n'est pas à la disposition de toutes les équipes, présente des faux positifs et des faux négatifs. Elle n'est pas un élément de surveillance standard. Dans tous les cas, vu l'importance du diagnostic de rechute, au moindre doute un contrôle histologique ou cytologique reste indispensable.

Histologie

Proposée au moindre doute entre séquelles post-thérapeutiques et récidives, elle est la seule à apporter un diagnostic positif.

Il peut s'agir d'une cytoponction soit dirigée par la clinique soit par échographie, mais seule sa valeur positive est formelle.

La biopsie chirurgicale reste l'examen indispensable en cas de doute, permettant d'affirmer le diagnostic de rechute et de réaliser le traitement de celle-ci par une nouvelle exérèse.

Modalités de surveillance du sein opéré de façon conservatrice

La suspicion de récidive locale se fait par l'examen clinique dans 30 à 70 % des cas, par mammographie dans 25 à 40 % des cas.

Les recommandations actuelles sont une surveillance clinique par auto palpation mensuelle, un interrogatoire et un examen clinique tous les 3 à 6 mois pendant 3 ans, puis tous les 6 à 12 mois pendant 2 ans, puis sur un mode annuel prolongé pendant au moins 10 ans, cette surveillance peut être poursuivie au-delà, les rechutes pouvant survenir jusqu'à 20 ans du diagnostic initial.

Une mammographie précoce est réalisée à 6 mois du traitement puis sur un mode annuel, parallèlement à l'examen clinique.

Les autres explorations radiologiques n'ont pas de place en pratique courante et doivent être discutées au cas par cas selon la présentation clinique. Au moindre doute un contrôle histologique est indispensable.

En cas de diagnostic histologique de rechute un bilan d'extension métastatique est alors indispensable.

Surveillance du sein controlatéral

Il peut s'agir d'une atteinte synchrone, survenant sur les deux seins de façon simultanée ou avec un délai de moins de six mois ou métachrone si le délai qui sépare les deux diagnostics est de plus de 6 mois.

Les patientes ayant eu un cancer du sein ont un risque de 1 % par année de suivi de présenter un cancer du sein controlatéral.

La notion de mutation BRCA 1 ou 2 accroît massivement cette probabilité de cancer controlatéral.

La modalité de surveillance est calquée sur la surveillance du sein traité avec auto palpation, examen clinique et mammographie annuelle.

L'intérêt est d'améliorer la survie des patientes par un traitement à un stade précoce de la maladie.

Surveillance générale des cancers du sein traités

Son intérêt est basé sur l'hypothèse d'une amélioration du pronostic et de la survie des patientes en cas de diagnostic précoce de la rechute métastatique.

À ce jour, la mise en place d'un traitement précoce de rechute métastatique ne modifie pas la survie globale des patientes en progression métastatique. Les examens radiologiques systématiques, cliché thoracique, échographie hépatique, scintigraphie osseuse, examens biologiques avec marqueurs tumoraux n'ont donc pas de place sauf cas particuliers. Leur prescription n'est utile qu'en cas de symptômes d'orientation.

Le dépistage précoce d'une rechute locale ou d'un deuxième cancer controlatéral justifie la surveillance clinique et mammographique.

Dépistages des cancers associés

Le risque relatif de cancer du côlon ou ovarien pour les patientes ayant eu un cancer du sein est de 1,5 par rapport au reste de la population.

Ce taux justifie une politique de dépistage systématique par l'interrogatoire, l'examen clinique, l'*Hémoccult* voire l'endoscopie digestive en particulier en cas de symptômes ou d'antécédent familial de cancer recto colique.

Le dépistage doit être particulièrement attentif pour le cancer ovarien en cas de mutation BRCA 1 ou 2.

L'utilisation du tamoxifène pour diminuer le risque de rechute locale ou à distance et le risque de cancer controlatéral est associé à une augmentation du risque de cancer de l'endomètre (*cf. infra*).

La recherche systématique d'une notion de saignement vaginal, un frottis et un examen clinique pelvien annuels sont indispensables.

Le moindre doute doit conduire à une échographie transvaginale et un curetage biopsique ou une hystéroscopie.

Au total, la surveillance après traitement à visée curatrice d'un cancer du sein est constituée par un auto examen mensuel mammaire bilatéral, un examen clinique avec interrogatoire tous les 3 à 6 mois pendant 3 ans, puis tous les semestres pendant 2 ans, puis annuel jusqu'à plus de 10 ans, une mammographie avec un examen précoce à 6 mois puis annuel. Tous les autres examens de biologie, de radiologie ou de médecine nucléaire ne sont prescrits qu'au cas par cas selon les symptômes et les anomalies cliniques ou mammographiques éventuelles.

SURVEILLANCE EN PRATIQUE

Examen clinique et interrogatoire tous les trimestres pendant 3 ans puis semestriels pendant 2 ans puis annuels pendant au moins 10 ans.
Examen pelvien annuel.
Mammographies précoces à 6 mois puis chaque année pendant plus de 10 ans.
Les autres examens, ACE, CA 15-3, échographie hépatique, cliché thoracique, scintigraphie osseuse, scanner, IRM ne semblent pas avoir d'intérêt en pratique systématique en l'absence de points d'appel.

Quelles contraceptions en cas de cancer du sein ?

Les traitements adjuvants du cancer du sein chez les femmes jeunes induisent fréquemment une aménorrhée qui est parfois définitive mais souvent temporaire. La réapparition d'une ovulation après une aménorrhée transitoire doit être systématiquement envisagée. Cette situation nécessite donc de discuter une contraception chez toute jeune femme non antérieurement ménopausée et traitée pour un cancer du sein.

Le choix dépend des antécédents obstétricaux, de l'âge, des antécédents médicochirurgicaux, de la sexualité en cours et des désirs de grossesses ultérieures. Une grossesse ne semble pas aggraver le pronostic du cancer du sein et semble maintenant possible deux à cinq ans après la fin des soins anticancéreux.

Contraceptions hormonales

Les œstrogènes sont suspectés de pouvoir favoriser une rechute locale ou un cancer controlatéral. Il est donc prudent d'éviter les œstrogènes seuls ou associés aux progestatifs. Il s'agit d'un principe de sécurité basé sur des données biologiques sans étude clinique claire.

Les progestatifs macrodosés administrés trois semaines sur quatre peuvent se discuter.

Contraceptions mécaniques

Préservatifs masculins, ovules et crèmes spermicides, diaphragme sont possibles mais peuvent poser des problèmes d'efficacité et de compliance.

Les dispositifs intra-utérins restent la contraception la plus adaptée. La contre-indication en cas de nulliparité doit être respectée.

Cette contraception doit être systématiquement proposée pour éviter la survenue d'une grossesse non désirée chez une femme non antérieurement ménopausée et traitée pour un cancer du sein et ce même si le traitement adjuvant a induit une aménorrhée.

Que faire devant une élévation du CA 15-3 ?

En pratique clinique, l'élévation du CA 15-3 peut se produire dans deux situations :

– *en présence d'un contexte clinique évocateur* (80 % des premières rechutes). Les explorations complémentaires seront alors guidées par la clinique avec cependant réalisation quasi systématique de :

- radiographie pulmonaire,
- échographie hépatique,
- scintigraphie osseuse.

En cas de négativité de ce premier bilan, des investigations plus spécialisées pourront être proposées telles la tomodensitométrie (thoracique, abdominale, pelvienne, cérébrale...), TEP scan, l'imagerie par résonance magnétique et l'endoscopie ;

– *en l'absence de contexte clinique évocateur*, il s'agit d'une élévation isolée du CA 15-3, susceptible de précéder de plusieurs mois l'apparition clinique d'une métastase.

Il faut toutefois éliminer les principaux diagnostics différentiels associés à une élévation du CA 15-3, essentiellement les affections ovariennes, pulmonaires et hépato-biliaires (voir chapitre CA 15-3).

Il faut dans tous les cas refaire un dosage à 15 jours. En cas d'élévation confirmée (supérieure à 40), les examens systématiques préconisés sont :

– radiographie pulmonaire ;

– échographie hépatique ;

– scintigraphie osseuse ;

– la réalisation d'un TEP scan peut être licite dans cette indication.

En cas de négativité de ce bilan, aucune autre exploration complémentaire ne paraît justifiée, encore que l'IRM puisse retrouver des localisations rachidiennes asymptomatiques alors que la scintigraphie osseuse est normale.

Au terme de ces bilans, soit le diagnostic de métastase est porté et un traitement adapté sera entrepris, soit l'élévation du CA 15-3 reste isolée et il n'existe pas d'attitude consensuelle concernant l'opportunité d'un traitement spécifique : certaines équipes recommandent la mise en route d'un traitement à l'aveugle ; d'autres préfèrent l'abstention-surveillance et ne débutent le traitement qu'une fois la métastase documentée, en raison de l'absence de gain sur la survie actuellement démontré. Il ne faut toutefois pas méconnaître les difficultés psychologiques entraînées par cette attitude abstentionniste, la patiente se sachant en état de rechute « biologique » et sans traitement spécifique. Il nous paraît raisonnable, devant une élévation confirmée du CA 15-3 et en l'absence de documentation clinique de la métastase, d'initier un traitement spécifique dont on peut espérer qu'il retarde la progression de la maladie.

Pendant combien de temps une grossesse est-elle contre-indiquée ?

Il est impossible de dégager un consensus général sur cette question tant les réponses peuvent varier en fonction d'une part des caractéristiques et du pronostic de la tumeur primitive, et d'autre part des équipes et de leurs habitudes. En outre, peu d'études ont réellement été menées sur le sujet.

Ce qui est admis, c'est que la conduite d'une grossesse n'aggrave pas le risque de rechute locale ou métastatique. Il paraît raisonnable d'attendre que la probabilité de ce risque devienne plus faible, c'est-à-dire en moyenne trois à cinq ans. Pour les femmes jeunes, l'existence de cette possibilité doit rendre prudent dans les indications de l'hormonothérapie suppressive : dans les cas de bon pronostic plutôt que la castration définitive (chirurgicale ou radique) on préférera donc les méthodes réversibles telles que les agonistes de la LH-RH.

Comment traiter la ménopause après un cancer du sein?

Place du traitement hormonal substitutif

Peu d'auteurs ont osé remettre en cause le dogme monolithique selon lequel un antécédent de cancer du sein contre-indiquait définitivement la prescription d'un traitement hormonal substitutif (THS) de la ménopause en raison de la stimulation expérimentale du tissu tumoral mammaire par les œstrogènes. Quelques études récentes de prescription de THS après cancer du sein ont été publiées, mais elles comportent un faible nombre de patientes, et manquent de recul. L'écrasante majorité des équipes se refuse actuellement à prescrire des traitements classiques à base d'œstradiol et de progestatifs dès lors qu'existe un antécédent néoplasique mammaire. En fait, il importe de distinguer deux situations.

❐ THS chez une femme ayant présenté un cancer post-ménopausique

Chez la femme ménopausée présentant un cancer du sein avec des récepteurs hormonaux positifs, la prescription de tamoxifène en adjuvant est pratiquement systématique en raison des bénéfices actuellement démontrés. La durée de prescription du tamoxifène dans cette indication est de cinq ans. L'intérêt clinique du THS après la fin de la prescription du tamoxifène reste une question non élucidée, et l'on connaît la moindre efficacité sur la densité minérale osseuse et la protection cardio-vasculaire d'un THS prescrit trop tardivement après la ménopause.

❐ THS chez une femme ménopausée ayant présenté son cancer avant la ménopause

Il ne peut y avoir d'attitude standardisée face à ce problème. En effet, la prescription d'un THS chez une femme ayant présenté dix ans auparavant une petite tumeur de bas grade sans facteur pronostique péjoratif paraît concevable sous haute surveillance sénologique et après information de la patiente sur les risques théoriques d'une telle prescription. À l'inverse, si l'intervalle libre est court, s'il existe des facteurs pronostiques de gravité, les bénéfices attendus d'un THS nous paraissent insuffisants par rapport aux risques carcinologiques encourus et nous incitent à déconseiller ce type de prescription.

Alternatives au traitement hormonal substitutif

La contre-indication au THS ne signifie pas absence de traitement de la ménopause.

Les effets bénéfiques potentiels du tamoxifène sur la densité minérale osseuse et la protection cardiovasculaire sont abordés dans le prochain chapitre. Le tamoxifène pourrait constituer une alternative au THS concernant ces deux risques chez la femme antérieurement traitée pour cancer du sein.

Les bouffées de chaleur, peuvent être correctement contrôlées par des traitements non spécifiques tels que le véralipride, la clonidine, les bêtabloquants.

L'atrophie et la sécheresse vaginales sont améliorées par l'emploi de produits locaux et notamment ceux à base d'œstriol (dont la diffusion systémique est nulle ou excessivement faible) et qui ne sont pas contre-indiqués, contrairement à l'idée répandue.

L'ostéoporose peut être améliorée par la prescription de vitamine D, calcium, phosphore et magnésium triphosphonates.

Les phyto-œstrogènes sont des nutriments d'origine végétale doués d'activité agoniste ou antagoniste des œstrogènes. Les isoflavones, dont la source principale est le soja, retiennent l'attention scientifique. Les données actuelles montrent que les phyto-œstrogènes ont des effets bénéfiques sur les symptômes ménopausiques et pourraient protéger des maladies cardiovasculaires et des cancers hormonodépendants. L'incidence de ces pathologies est bien moindre chez les Asiatiques dont le régime alimentaire contient beaucoup de dérivés du soja que dans les populations occidentales. La genistéine pourrait avoir une action synergique avec le tamoxifène, favoriserait la différenciation cellulaire et induirait l'apoptose.

L'utilisation de ces dérivés en thérapeutique du cancer du sein pourrait ouvrir une voie intéressante de recherche.

EFFETS SECONDAIRES DES TRAITEMENTS MÉDICAUX

Quels sont les effets secondaires attendus de la chimiothérapie ?

Il existe souvent une discordance entre les préoccupations des malades et celles des médecins. À titre d'exemple, les nausées, les vomissements et l'alopécie viennent en première place des effets secondaires les plus redoutés par les patientes, alors que l'aplasie et sa menace directe sur le pronostic vital est certainement l'effet secondaire le plus craint par les médecins.

Schématiquement les principaux effets secondaires atteignent les appareils suivants.

Appareil Digestif

❐ Nausées et vomissements (NV)

On en distingue trois types :

– les NV aigus survenant dans les 24-48 heures après l'administration de la chimiothérapie (CT) ;

– les NV retardés pouvant survenir plusieurs jours après le traitement ;

– les NV anticipés survenant avant même l'administration de la CT.

Cette distinction est d'intérêt car à chaque type correspondent un mécanisme physiopathologique et un traitement spécifique.

Actuellement, grâce à l'introduction récente de nouveaux médicaments spécifiques, entre 70 et 80 % des NV aigus induits par la CT sont correctement contrôlés.

Le bon contrôle des NV lors de la première cure est indispensable car susceptible de conditionner toute la suite du traitement.

Tout agent chimiothérapique est intrinsèquement doté d'un potentiel émétisant, mais celui-ci dépend de la famille d'agents anticancéreux, de la dose et du schéma d'administration.

❐ Diarrhées

Peu fréquentes, mais parfois graves, voire redoutables (dénutrition, déshydratation, choc hypovolémique), les diarrhées se rencontrent essentiellement après utilisation du 5 fluoro-uracile (surtout en perfusion longue continue).

❐ Constipation

Le plus souvent modérée mais pouvant parfois aboutir à l'iléus paralytique, la constipation est un effet secondaire très fréquent, notamment avec l'utilisation des poisons du fuseau (vinorelbine, vinblastine, vindésine). Cette constipation peut être majorée par certains antiémétiques.

❐ Mucites (stomatites, œsophagites, gastrites, rectites)

Effet secondaire redoutable, car très mal vécu en raison de son caractère douloureux et véritablement invalidant. Il s'agit d'une destruction des cellules muqueuses épithéliales, se révélant au niveau oropharyngé par des petites ulcérations pouvant évoluer vers de véritables plaques confluentes avec risque de surinfection et dénutrition.

Cet effet est très dose-dépendant. Tous les agents sont susceptibles d'en provoquer, mais essentiellement le 5FU (à forte dose), la doxorubicine, et le métothrexate.

Peau et phanères

Alopécie : la perte des cheveux est un effet secondaire courant et commun à la plupart des agents chimiothérapiques. Elle peut être partielle, ou totale atteignant non seulement le cuir chevelu, mais l'ensemble du système pileux (cils, sourcils, poils). Elle est retardée, débutant à partir de la troisième semaine après la première cure, transitoire, et toujours réversible.

En dehors des *réactions allergiques* pouvant nécessiter dans certains cas des prémédications systématiques (*Taxol*), certains produits peuvent provoquer des réactions cutanées comme la bléomycine. Le *Xeloda* et le *Caelyx* peuvent entraîner des troubles cutanés parfois importants à type de syndrome mains-pieds. Cet effet est dose-dépendant. Des troubles dystrophiques au niveau des ongles (coloration, onycholyse) se voient avec les taxanes et particulièrement le *Taxotère*.

Système hématopoïétique

Souvent ignorée des patients, la *toxicité hématologique* ne doit surtout pas l'être des médecins. Toute chimiothérapie, à des degrés variables provoque une baisse significative des leucocytes (essentiellement les polynucléaires neutrophiles : neutropénie), mais aussi les plaquettes (thrombopénie), et plus rarement les globules rouges (anémie).

Cette toxicité est également dose-dépendante, plus marquée pour certaines familles de produits (anthracyclines, taxanes, alkylants…), retardée, apparaissant généralement dès la deuxième semaine, temporaire, la récupération médullaire survenant classiquement entre la 3e et la 4e semaine. Cette toxicité peut devenir cumulative, mais reste généralement réversible à l'arrêt du traitement.

Ce type d'effet secondaire peut menacer le pronostic vital, notamment en cas d'infection non contrôlée (choc septique sur neutropénie fébrile) ou en cas de thrombopénie sévère (hémorragies cérébroméningées).

Système neurosensoriel

La *neurotoxicité* est également un effet secondaire qui peut être très invalidant, conduisant parfois à arrêter le traitement. Elle se manifeste essentiellement par des neuropathies périphériques débutant par des paresthésies, des douleurs, et pouvant aboutir à des déficits sensitifs et moteurs majeurs.

Cette toxicité est cumulative, très lentement réversible, avec parfois des séquelles graves. Les produits responsables sont les poisons du fuseau, le cisplatine et les taxanes.

Appareil cardiovasculaire

Un certain nombre de produits chimiothérapiques sont des agents caustiques et peuvent entraîner des toxicités veineuses (phlébites, lymphangites, « veinites »…) justifiant la mise en place de voies d'abord centrales larges et sécurisantes (chambres implantables, cathéters). En cas d'extravasation, la toxicité cutanée de certains produits peut entraîner la survenue de nécroses parfois étendues et dramatiques. Cette toxicité locale justifie la mise en place de protocoles d'administration et de surveillance des cytotoxiques tout à fait rigoureux. En outre, certaines chimiothérapies peuvent engendrer des toxicités cardiaques irréversibles à type de myocardiopathies responsables d'insuffisance ventriculaire retardée. Il s'agit essentiellement des anthracyclines.

Il est à noter que certaines douleurs angineuses ont été rapportées après utilisation du 5FU (spasme coronaire).

Rappelons la fréquence élevée des accidents thromboemboliques chez ces patientes.

Comment prévenir et traiter les effets secondaires de la chimiothérapie?

Nausées et vomissements aigus

Il faut utiliser d'une part les antiémétiques classiques, mais surtout actuellement les inhibiteurs sérotoninergiques (anti 5HT3 [13]), à visée préventive dès la première cure. Le choix de ces produits, de leur dose, de leur modalité d'administration et d'association dépend du potentiel émétisant du protocole chimiothérapique.

Nausées et vomissement retardés

La meilleure thérapeutique reste l'association corticoïdes-antiémétiques classiques pendant 5 à 10 jours après la cure.

Nausées et vomissement anticipés

En raison de la participation psychique majeure dans ce type de vomissements, la prescription systématique d'anxiolytiques 48 heures avant la cure est de règle.

Diarrhée

Lorsque cet effet secondaire est attendu, la prescription préventive et/ou curative d'antidiarrhéiques classiques est le plus souvent efficace.

Constipation

De même, un traitement symptomatique avec régulateurs du transit et laxatifs doux suffit dans la majorité des cas.

Mucites

Un traitement préventif par bains de bouche associant le plus souvent bicarbonate, antimycotique, antalgiques et antiseptiques locaux se doit d'être prescrit à chaque fois que cet effet secondaire est prévisible. À visée curative, un traitement par pansement digestif, bains de bouche, antalgiques par voie générale, à domicile, ou si nécessaire et plus rarement en hospitalisation, sera entrepris.

Alopécie

Il n'existe aucun traitement curatif actuellement efficace, et seul le port d'un casque réfrigéré peut permettre dans un certain nombre de cas de limiter la

13. *Kytril*, *Zophren*, *Navoban*.

chute des cheveux. Cependant, par prudence, il est toujours recommandé avant une chimiothérapie de se procurer une prothèse capillaire adaptée.

Neutropénie

Le risque infectieux devient véritablement sévère en dessous de 500 PNN/mm^3.

La règle principale est de considérer toute fièvre chez un patient neutropénique comme étant d'origine infectieuse et devant relever d'une antibiothérapie empirique à large spectre et surtout précoce. L'hospitalisation n'est pas toujours systématique devant une neutropénie fébrile, certains cas bien particuliers pouvant tout à fait être traités à domicile par antibiothérapie orale. En revanche, devant le moindre signe de gravité en période neutropénique, il est raisonnable de proposer l'hospitalisation.

Ces neutropénies peuvent être limitées par l'utilisation de facteurs de croissance : facteur stimulant la granulopoïèse (G-CSF [14]), utilisé de façon séquentielle entre les cycles de chimiothérapie. Le G-CSF permet de diminuer les risques d'aplasie fébrile et les hospitalisations pour infections, permet de diminuer le taux de mucites et permet généralement d'administrer les chimiothérapies de façon plus régulière (moins de report de cures pour neutropénie).

Pour certains protocoles chimiothérapiques intensifs, l'utilisation de facteurs de croissance, stimulant les leucocytes, est systématiquement proposée.

Thrombopénie

Un taux de plaquettes < 20 000/mm^3 ou tout signe hémorragique impose l'hospitalisation pour décision de transfusion plaquettaire. Il n'existe pas actuellement de facteur de croissance pour la lignée plaquettaire.

Anémie

Un facteur stimulant l'érythropoïèse, l'érythropoïétine (EPO [15]), permet de diminuer les besoins transfusionnels et améliore la qualité de vie en maintenant le patient à un taux d'hémoglobine suffisant. Il convient de corriger par ailleurs les carences en fer, folates et vitamine B12.

En règle générale, les transfusions érythrocytaires ne sont effectuées qu'en cas d'hémoglobine < 8 g/100 mL ou si l'anémie est symptomatique, mal tolérée ou survenant chez un patient ayant des antécédents cardiovasculaires.

Neuropathies

Il n'existe pas de traitement spécifique, mais tout traitement symptomatique peut être prescrit à bon escient.

14. *Neupogen*, *Granocyte*, *Leucomax*.
15. *Néorecormon*, *Eprex*, *Aranesp*.

Afin d'éviter une neurotoxicité sévère, il importe de dépister les premiers symptômes et de proposer le cas échéant l'arrêt du médicament responsable.

Cardiopathies

Les cardiopathies induites par les anthracyclines sont généralement sévères et réfractaires aux thérapeutiques classiques des insuffisances cardiaques.

Le traitement est essentiellement préventif, fondé sur le respect des doses cumulatives à ne pas dépasser et une surveillance régulière des fonctions ventriculaires par échographie et/ou scintigraphie cardiaque. Toute modification significative d'un ou plusieurs paramètres de surveillance doit conduire à proposer l'arrêt des anthracyclines. Des molécules cardioprotectrices sont actuellement commercialisées dans un but préventif.

De nouvelles anthracyclines dites liposomales [16] permettent de limiter cette toxicité cardiaque et pourraient autoriser l'administration de cette classe thérapeutique de façon plus large.

Quels sont les effets secondaires de l'hormonothérapie par le tamoxifène ?

Effets secondaires généraux

Ils sont *peu fréquents*, atteignant 5 à 10 % des patientes traitées. Les plus classiques sont les suivants :

– nausées, vomissements : habituellement régressifs après quelques semaines de traitement ;
– bouffées de chaleur (5 % des patientes), parfois invalidantes pouvant entraîner l'arrêt du traitement ;
– céphalées, vertiges (moins de 2 % des patientes).

❒ Sur l'utérus

Il semble que la prescription de tamoxifène entraîne une élévation du risque relatif de cancer de l'endomètre de l'ordre d'un facteur 1,3 à 2, ce risque étant dépendant de la dose et de la durée de prescription. Ce type de risque justifie la réalisation d'examens complémentaires en cas de métrorragies. Un aspect fréquemment retrouvé est celui de l'atrophie kystique de l'endomètre, possédant une image caractéristique en échographie. Il s'agit d'une lésion bénigne, très courante en cas de prescription prolongée de tamoxifène (fig. 4.15).

❒ Sur le foie

Outre des complications à type d'*hépatite cholestatique*, un risque de *cancer primitif du foie* a été évoqué, mais l'on manque de données statistiques

16. *Cælyx*, *Myocet*.

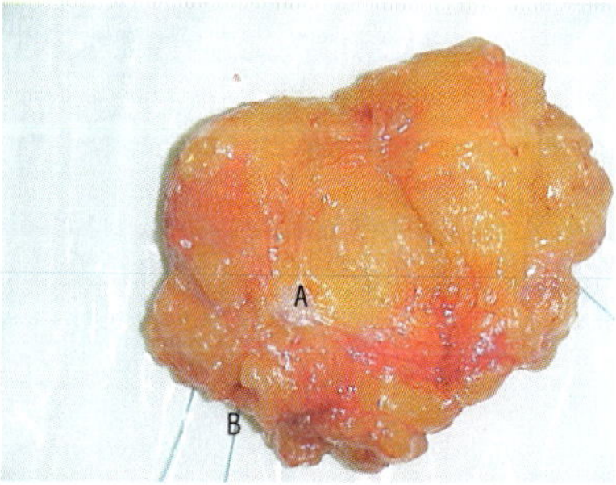

Fig. 4.1 *Pièce opératoire*

A. tumeur (carcinome canalaire infiltrant); B. fils repères permettant d'orienter la pièce opératoire.

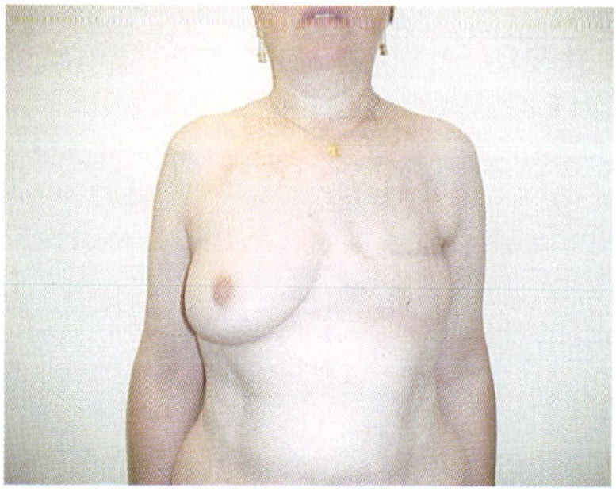

Fig. 4.2 *Mastectomie radicale modifiée (Patey).*

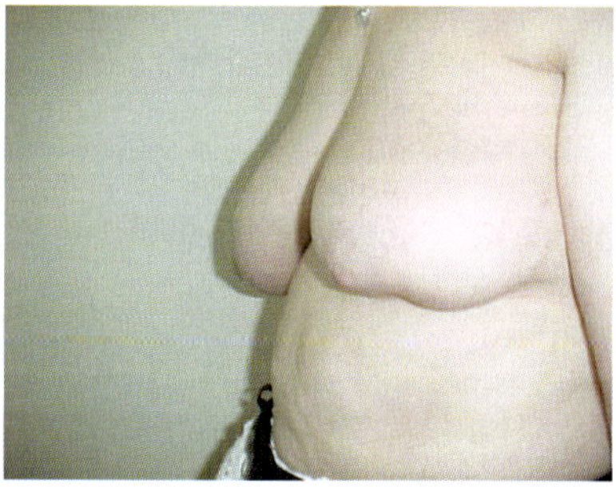

Fig. 4.3 *Séquelle de traitement conservateur (quadrantectomie inféro-externe). Aspect de capotage du mamelon.*

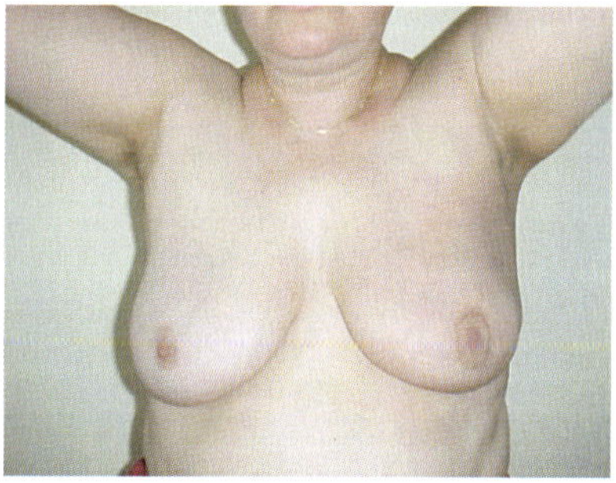

Fig. 4.4 *Traitement conservateur.*

Patiente de 48 ans. Carcinome intracanalaire du quadrant supéro-externe gauche diagnostiqué par microbiopsies. Exérèse par voie péri-aréolaire suivie de radiothérapie. Aspect à 6 mois.

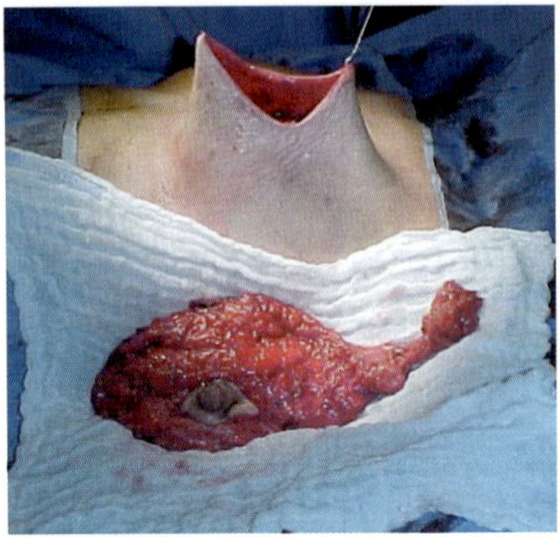

Fig. 4.5 *Mastectomie avec conservation de l'étui cutané.*

L'ablation de la totalité de la glande et le curage axillaire sont effectués par voie péri-aréolaire.

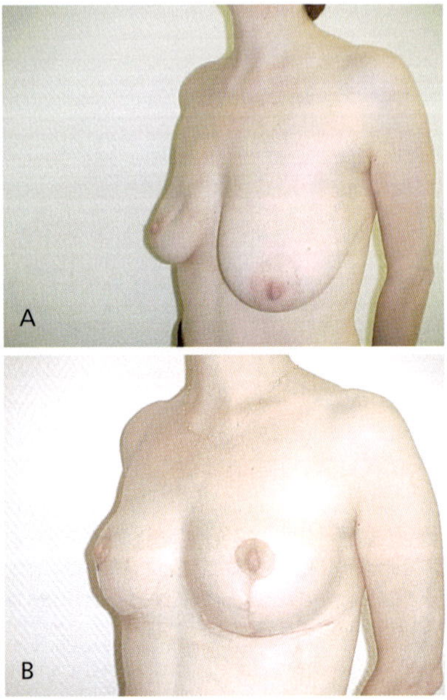

Fig. 4.6 *Correction de séquelles de traitement conservateur.*

Asymétrie sévère et défect du quadrant supéro-interne 5 ans après traitement conservateur pour cancer du sein droit. A. avant chirurgie correctrice; B. après plastie de remodelage et symétrisation.

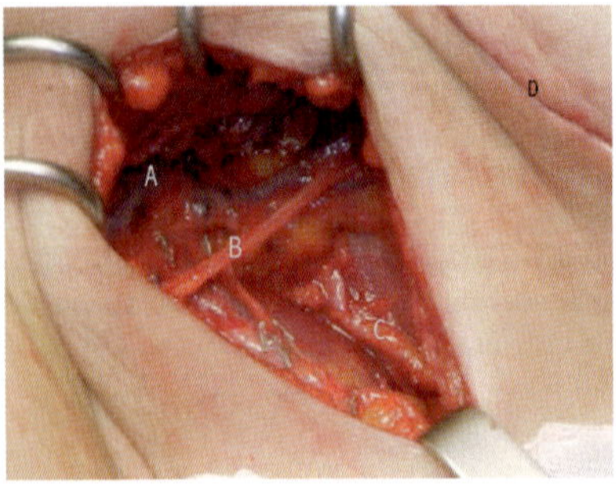

Fig. 4.8 *Creux axillaire au cours d'un curage ganglionnaire.*

A. veine axillaire; B. rameau perforant du 2e nerf intercostal; C. pédicule vasculo-nerveux du grand dorsal; D. incision de tumorectomie.

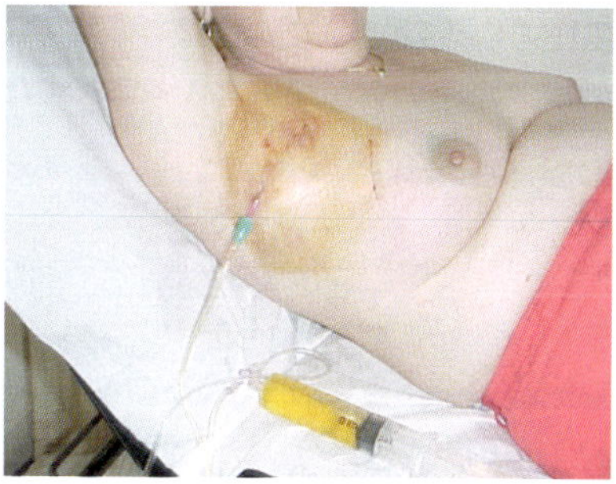

Fig. 4.9 *Ponction de lymphocèle axillaire.*

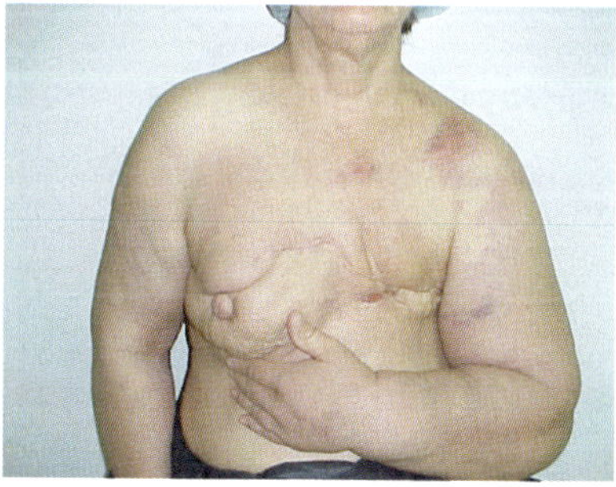

Fig. 4.10 *Rechute pariétale avec nodules de perméation et gros bras à gauche.*

Il existe également une rechute à droite après traitement « conservateur ».

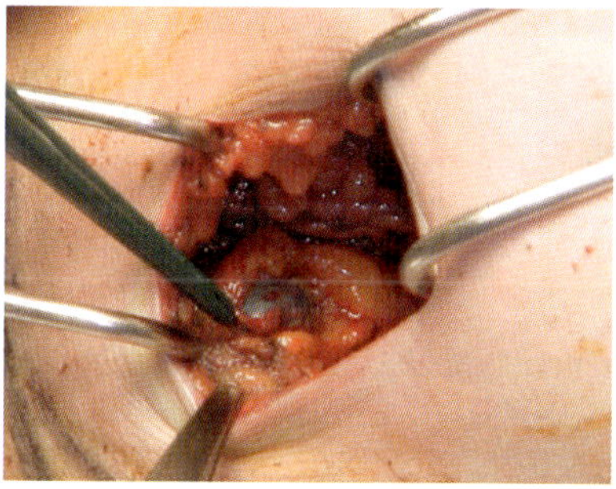

Fig. 4.11 *Ganglion sentinelle en place.*

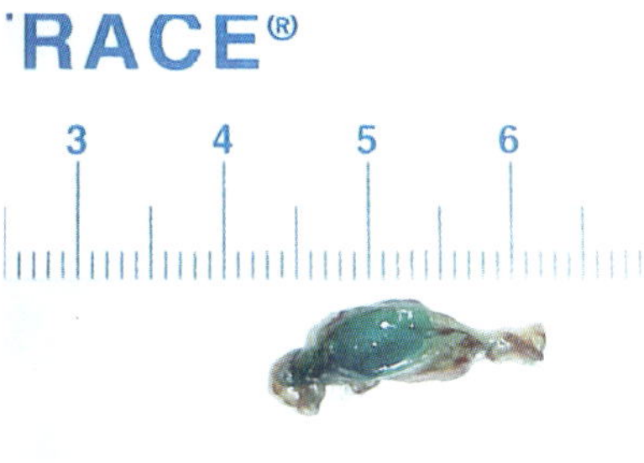

Fig. 4.12 *Ganglion sentinelle prélevé avec son canal afférent.*

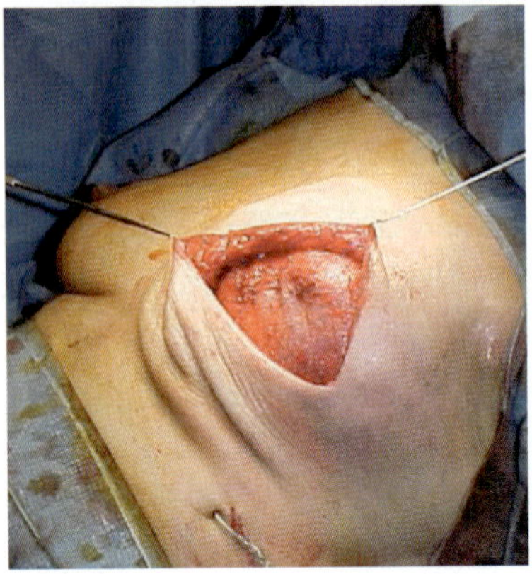

Fig. 5.1 *Reconstruction mammaire immédiate par prothèse. L'implant est en place en arrière du grand pectoral.*

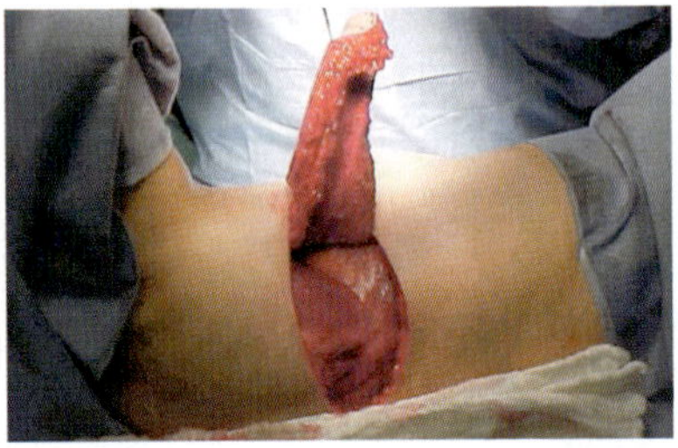

Fig. 5.6 *Prélèvement d'un lambeau de grand dorsal.*

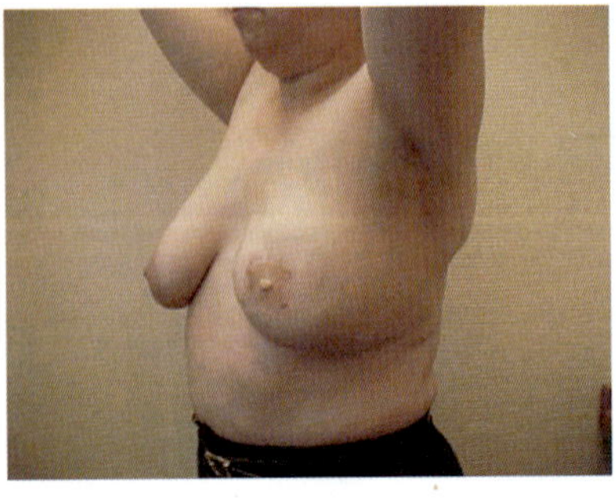

Fig. 5.8 *Reconstruction mammaire gauche immédiate par grand dorsal autologue.*

Patiente de 56 ans, comédocarcinome étendu, *skin sparing mastectomy* avec reconstruction immédiate par grand dorsal autologue. Reconstruction aréolo-mamelonnaire par greffe et autoplastie locale. Pas de symétrisation. Résultat à 9 mois.

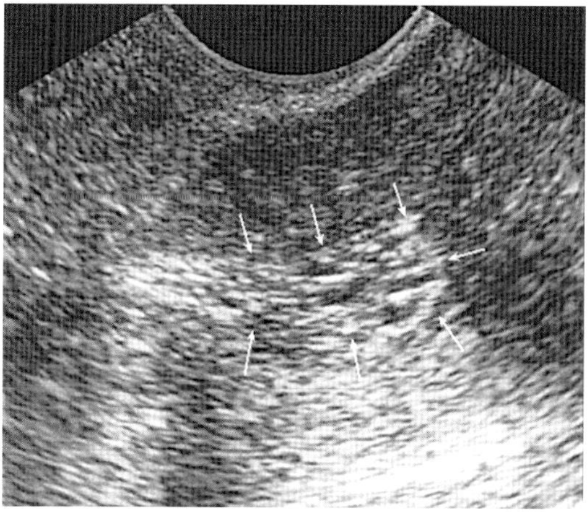

Fig. 4.15 *Aspect échographique de l'atrophie kystique de l'endomètre.*

Femme de 70 ans sous *tamoxifène* depuis 7 ans. Aucune symptomatologie clinique. Examen systématique par voie endovaginale. Aspect de pseudo-épaississement de l'endomètre (11 mm pour une normale post-ménopausique ≤ 6 mm) bien limité comportant de nombreux microkystes : image en « mie de pain » caractéristique.

suffisantes pour corroborer ou infirmer cette hypothèse : cette complication a été décrite expérimentalement chez le rat soumis à des doses élevées, mais en clinique humaine, seulement 2 cas mondiaux ont été publiés, chez des femmes non ménopausées recevant 40 mg de tamoxifène, soit le double de la dose usuelle.

Effets thromboemboliques du tamoxifène

Une augmentation de la fréquence des thromboses veineuses ou plus rarement artérielles a été rapportée sous tamoxifène, pouvant dans certains cas conduire à l'arrêt du traitement antihormonal. Cependant, la responsabilité directe du tamoxifène dans la maladie thromboembolique veineuse ou artérielle n'est pas formelle. Certains auteurs préconisent toutefois en présence d'un terrain à risque la prescription préventive concomitante d'un traitement anti-agrégant.

Effets oculaires du tamoxifène

Le tamoxifène est susceptible d'induire certaines complications oculaires à type de kératopathie, de rétinopathie et de neuropathie optique. Ces complications sont rares (moins de 5 %), dose-dépendantes, et apparaissent après plusieurs années de prescription. Elles ne sont pas toujours totalement réversibles. Un examen ophtalmologique annuel avec fond d'œil nous paraît souhaitable.

Efets métaboliques

En raison d'interactions complexes avec le métabolisme des œstrogènes, le tamoxifène est susceptible de modifier le profil lipidique des patientes traitées, avec pour certains une activité *protectrice* sur l'apparition d'une pathologie athéromateuse cardiovasculaire.

Effets osseux

Il s'agit également d'interactions métaboliques complexes, mais le tamoxifène pourrait compenser la raréfaction osseuse post-ménopausique par déficit œstrogénique, avec pour certains auteurs, une amélioration significative de la densité osseuse.

5 | RECONSTRUCTION

INDICATIONS

Qui reconstruire ?

La reconstruction fait désormais partie intégrante du traitement du cancer du sein. Elle est systématiquement proposée, en dehors des cas de contre-indications qui sont minoritaires. Elle est prise en charge par les caisses d'assurance-maladie après entente préalable. On considère que ni l'âge, ni un pronostic défavorable ne constituent des contre-indications à la reconstruction du sein. Les contre-indications généralement admises sont :

– absence de désir explicite de reconstruction chez la patiente ;

– troubles psychiques graves ;

– état septique ou altération de l'état général ;

– nécessité d'une radiothérapie postopératoire immédiate contre-indiquant une reconstruction immédiate par prothèse ;

– nécessité d'un traitement adjuvant urgent.

Ces contre-indications sont souvent relatives : on peut être amené à reposer l'indication d'une reconstruction mammaire à quelques mois d'intervalle.

Quand reconstruire ?

La question se pose dans les termes suivants : faut-il faire une reconstruction immédiate (RMI) c'est-à-dire contemporaine de la mastectomie, ou une reconstruction différée (RMD) ?

Dans la pratique, on réalisera une RMI chaque fois que possible. Cependant la RMI possède une morbidité propre qui risque de retarder un traitement complémentaire urgent : on la proposera donc préférentiellement dans les cas où il n'y a pas d'indication de radiothérapie et où une chimiothérapie urgente n'est pas nécessaire. Idéalement, c'est le cas des carcinomes *in situ* étendus et des cancers infiltrants sans envahissement ganglionnaire (intérêt du ganglion sentinelle).

Pour sa part, la RMD peut être proposée dès que le traitement initial est terminé. En règle, les conditions locales sont favorables à partir du 4e mois postopératoire en l'absence d'autre traitement, six à douze mois après une radiothérapie, quelques semaines à quelques mois après la fin d'une chimiothérapie adjuvante.

Il est essentiel d'expliquer à la patiente le principe et les modalités de l'intervention, en particulier la fréquente nécessité de plusieurs temps opératoires et d'obtenir son consentement éclairé. L'absence de demande explicite et d'une motivation suffisante doivent rendre prudent quant à l'indication d'une RMI.

Qui doit effectuer la reconstruction ?

Dans de nombreux cas, alors qu'une reconstruction immédiate pourrait tout à fait être indiquée celle-ci n'est pas réalisée faute de la présence au sein de l'équipe d'un chirurgien plasticien rompu à ces techniques. Il est dans ces cas nécessaire de faire appel à une deuxième équipe, travaillant de façon complémentaire ce qui peut générer de nombreux problèmes d'ordre logistique ou technique. L'idéal est alors de faire appel à une équipe chirurgicale possédant la double qualification en chirurgie carcinologique et plastique.

En matière de reconstruction différée, le problème est évidemment différent puisque la patiente peut à loisir être adressée au spécialiste compétent. Toutefois, le fait que le chirurgien ayant effectué la mastectomie soit celui qui va réaliser la reconstruction peut comporter des avantages certains aux yeux des patientes, comme sur le plan strictement médical (surveillance, ré-interventions éventuelles).

La reconstruction mammaire est-elle exempte de risque carcinologique ?

Des études multiples ont montré de façon concordante l'absence de risque carcinologique de la reconstruction mammaire. Celle-ci facilite plutôt la surveillance, n'augmente pas le risque de récidive et semble même corrélée avec une plus longue survie, toutes choses égales par ailleurs. Il faut toutefois émettre deux remarques de bon sens :

– la réalisation d'une reconstruction immédiate ne doit pas faire retarder un traitement complémentaire urgent ;
– il ne faut pas que le suivi de la patiente se fasse intégralement dans un climat « esthétique » au détriment du climat « carcinologique », ce qui risquerait de nuire à la prise en charge de la maladie par la patiente et à l'acceptation de sa surveillance. Une prise en charge pluridisciplinaire, chirurgicale, oncologique et si possible psychologique est donc comme toujours nécessaire.

MÉTHODES

Quels sont les principaux moyens de reconstruire un sein ?

Le but de la reconstruction mammaire (RM) est triple : restaurer un volume, rétablir une symétrie, refaire l'aréole et le mamelon. Ce programme nécessite souvent plusieurs temps opératoires, en général deux ou trois.

Restauration du volume

Dans un grand nombre de cas, elle fait appel aux prothèses : les prothèses gonflables au sérum, autrefois seules autorisées, sont maintenant largement remplacées par les prothèses préremplies au gel de silicone.

L'inocuité de ces dernières a été établie après qu'un moratoire de plusieurs années a permis de déterminer de façon formelle l'absence de risque sanitaire représenté par leur implantation dans l'organisme. De plus, un certain nombre d'évolutions techniques a permis de renforcer la sécurité d'utilisation des prothèses au gel de silicone (paroi plus épaisse donc plus solide, gel plus cohésif donc moins susceptible de diffusion) (fig. 5.2). Différentes formes de prothèses sont disponibles : prothèses rondes à épaisseur constante (fig. 5.3) ou prothèses dites anatomiques (fig. 5.4) dont l'épaisseur est plus importante dans la partie inférieure, simulant le profil d'un sein naturel.

Une variante des prothèses est représentée par les prothèses d'expansion ou *skin-expanders* qui sont gonflées progressivement en plusieurs semaines par injection de sérum, et qui doivent être remplacées par une prothèse définitive après quelques semaines ou mois.

Les prothèses sont placées dans une loge créée en arrière du muscle grand pectoral (fig. 5.1).

La qualité de la peau est parfois médiocre et ne permet pas la restauration du volume avec le seul recours à une prothèse. Il est alors nécessaire de recourir à un transfert de peau depuis un autre site. Les techniques utilisées sont celles des *lambeaux musculocutanés* : la peau est transférée solidairement avec un muscle qui en assure la vascularisation par des vaisseaux perforants. Deux types de lambeaux sont couramment utilisés : lambeau de grand dorsal et lambeau de grand droit.

Le lambeau de grand dorsal (fig. 5.5) est le plus simple à réaliser, très sûr. Il apporte une importante surface cutanée, mais son volume habituellement faible peut nécessiter le recours à une prothèse. Toutefois, il est souvent possible de prélever solidairement avec le lambeau une certaine quantité de graisse sous-cutanée, permettant ainsi d'obtenir un transfert tissulaire d'un volume suffisant pour pouvoir se passer de prothèse (grand dorsal autologue) (fig. 5.6).

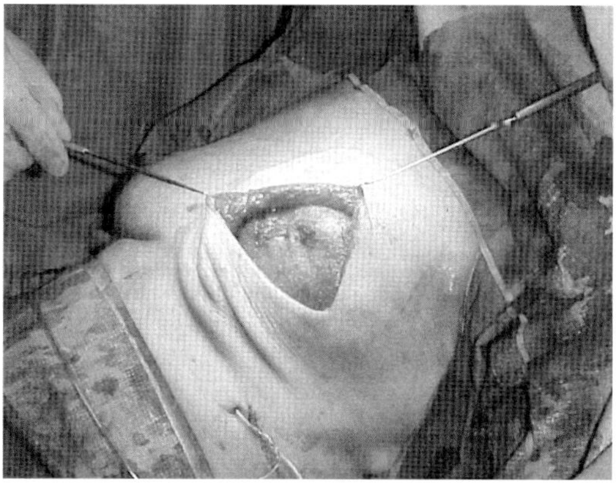

Fig. 5.1 *Reconstruction mammaire immédiate par prothèse. L'implant est en place en arrière du grand pectoral.* (Photographie reproduite en p. IV du cahier couleurs.)

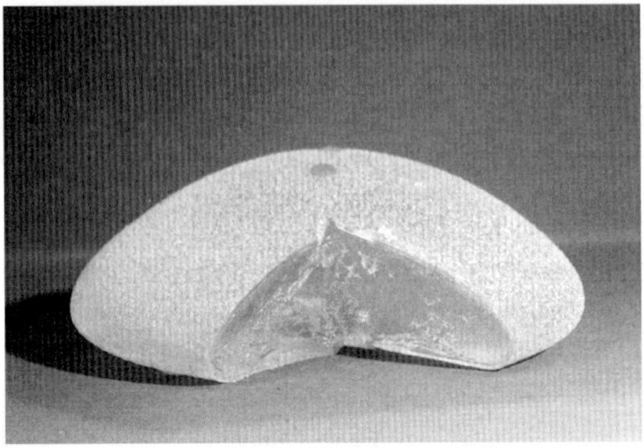

Fig. 5.2 *Prothèse ouverte montrant un gel cohésif (© INAMED France).*

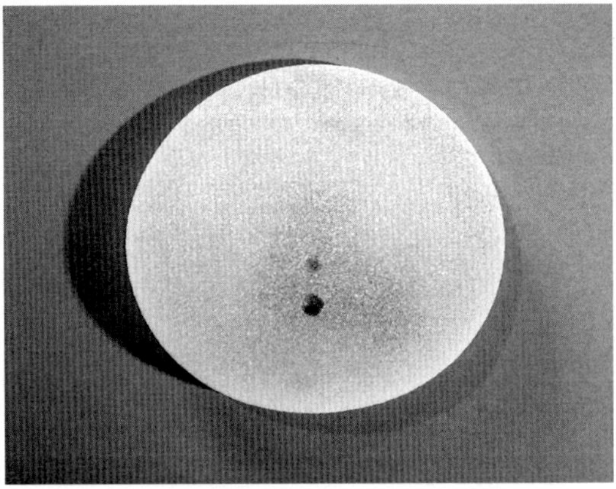

Fig. 5.3 *Prothèse ronde (© INAMED France).*

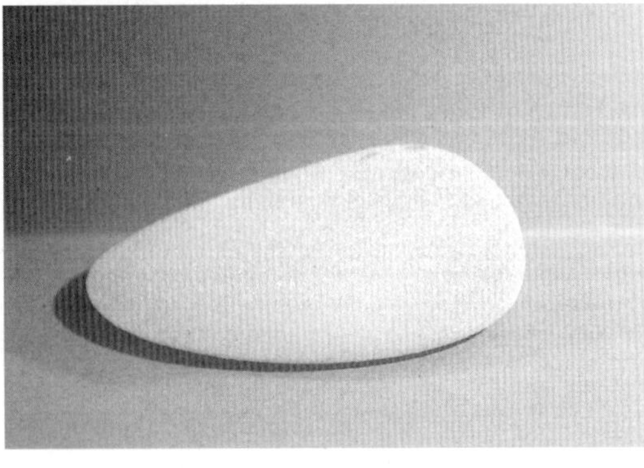

Fig. 5.4 *Prothèse anatomique (© INAMED France).*

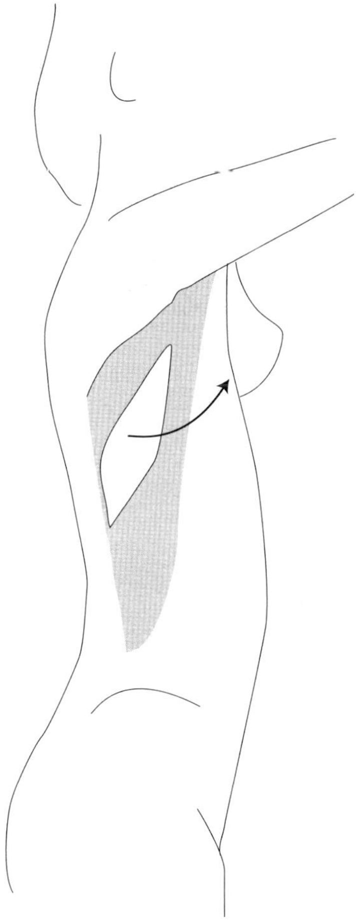

Fig. 5.5 *Lambeau musculocutané de grand dorsal.*

La palette cutanée est prélevée solidairement avec le muscle grand dorsal qui reste vascularisé par son pédicule supérieur. Une rotation autour de l'axe de ce pédicule permet d'amener l'ensemble dans la région de la mastectomie.

Le lambeau de grand droit est une technique plus lourde, de réalisation sensiblement plus complexe (fig. 5.7). Mais il permet de transférer avec la peau un important volume de graisse, ce qui permet de se passer de prothèse. L'aspect du sein reconstruit est très naturel. Cette technique est parfois délabrante pour la fonction musculaire abdominale, surtout si l'on prélève les deux muscles grands droits en vue d'une reconstruction volumineuse ou bilatérale (lambeau bipédiculé).

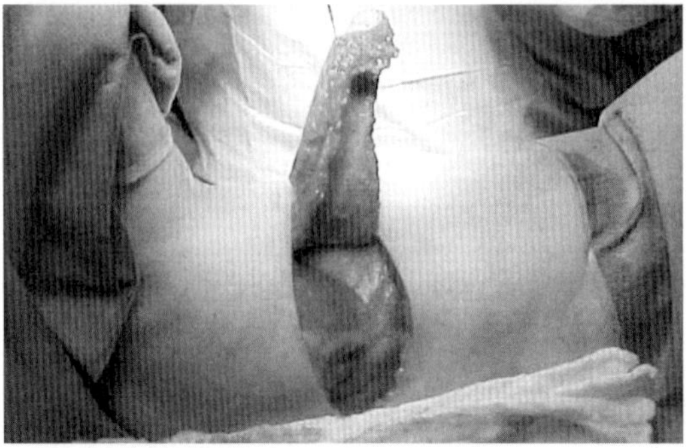

Fig. 5.6 *Prélèvement d'un lambeau de grand dorsal.* (Photographie reproduite en p. IV du cahier couleurs.)

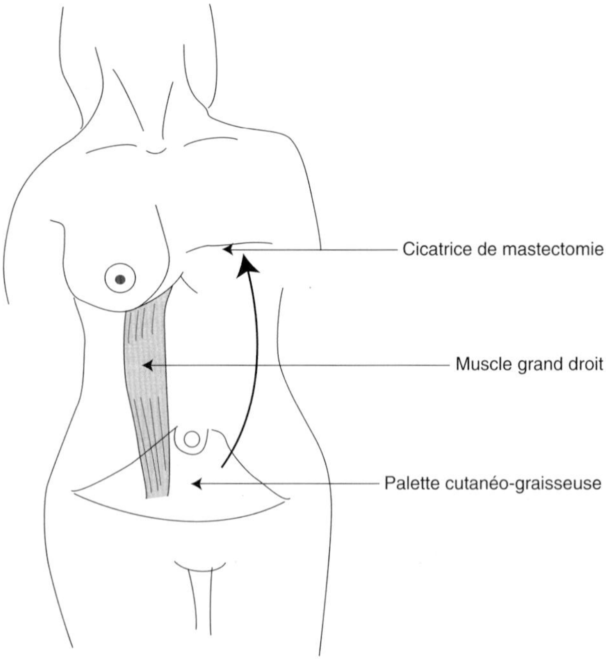

Fig. 5.7 *Lambeau musculocutané de grand droit abdominal (TRAM).*

La palette cutanéograisseuse, en forme de « chapeau de gendarme » est prélevée solidairement avec le muscle pédiculisé par son extrémité supérieure. L'ensemble est transféré en sous-cutané vers le site de mastectomie, puis modelé pour donner l'aspect recherché.

Symétrisation

Il est souvent nécessaire de corriger le volume du sein controlatéral, ainsi que sa forme s'il est ptosé.

C'est un temps délicat, car il s'agit de copier un modèle imposé représenté par le sein reconstruit, modèle de forme parfois très différente de celle de l'autre sein en raison notamment de la présence éventuelle d'une prothèse.

Ce temps fait appel aux techniques classiques de plastie mammaire (plastie de réduction, mastopexie).

Les cicatrices sont habituellement en « T inversé » avec une cicatrice horizontale sous-mammaire de longueur variable, ou parfois simplement périaréolaires si le volume à réduire ou la ptose sont très faibles.

Ce temps permet en outre de réaliser de larges biopsies du sein restant et permet parfois d'y dépister un cancer infraclinique…

Il est dans certains cas inutile de réduire le sein restant, si le volume et la forme du sein reconstruit en sont suffisamment proches (cela peut être le cas lorsqu'on a réalisé une RM par lambeau de grand droit ou par grand dorsal autologue), ou simplement si la patiente ne le souhaite pas.

Enfin, quand le volume mammaire initial est faible, il peut être nécessaire de poser une prothèse d'augmentation du côté non opéré. Cette demande, non exceptionnelle, est parfois difficile à exprimer par la patiente, et il faut savoir le cas échéant l'aider à l'envisager.

Reconstruction de la plaque aréolomamelonnaire

Le mamelon est reconstruit soit en greffant la moitié du mamelon controlatéral, soit en réalisant une petite plastie locale (fig. 5.8).

L'aréole est reconstruite soit par greffe (en prenant la peau sur l'aréole controlatérale ou au niveau du sillon génitocrural qui possède exactement la même pigmentation), soit par simple tatouage qui donne d'excellents résultats, quoiqu'instables avec le temps.

La difficulté de ce temps est ici encore de construire un élément strictement symétrique au côté opposé. C'est traditionnellement le dernier temps de la reconstruction une fois que les éléments reconstruits sont bien en place et stabilisés, réalisant un indispensable temps de finition.

Quelles sont les complications de la reconstruction mammaire ?

Procédure chirurgicale relativement complexe, la reconstruction mammaire n'est pas exempte de risques. Ceux-ci doivent impérativement faire l'objet d'une information aussi exhaustive que possible afin de recueillir le consentement éclairé de la patiente.

Les complications liées à la pratique de l'anesthésie seront en règle développées par l'anesthésiste lors de la consultation préopératoire obligatoire.

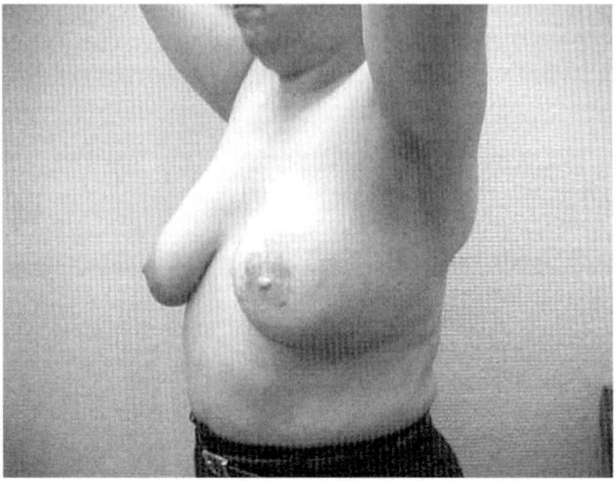

Fig. 5.8 *Reconstruction mammaire gauche immédiate par grand dorsal autologue.*

Patiente de 56 ans, comédocarcinome étendu, *skin sparing mastectomy* avec reconstruction immédiate par grand dorsal autologue. Reconstruction aréolo-mamelonnaire par greffe et autoplastie locale. Pas de symétrisation. Résultat à 9 mois. (Photographie reproduite en p. IV du cahier couleurs.)

Complications liées à la pose de prothèses

L'infection prothétique ou sepsis, survient de façon précoce. Elle se manifeste par des signes locaux classiques (douleur, érythème), une fièvre, et un écoulement cicatriciel qui peut être isolé et révélateur. Le meilleur traitement est bien sûr préventif avec une asepsie draconienne lors de la pose et une couverture antibiotique à large spectre. Une fois constitué, le sepsis prothétique va le plus souvent contraindre à l'explantation de la prothèse. Un délai de plusieurs mois devra être respecté avant une éventuelle réimplantation.

La contracture périprothétique ou « coque » est une complication plus tardive. Due à une réaction fibreuse autour de l'implant, elle est d'importance variable, classée en 4 grades de gravité croissante. Parfois liée à l'existence d'un sepsis infraclinique ou d'un hématome non évacué, elle survient toutefois souvent sans cause apparente. Elle a diminué en fréquence et en gravité depuis l'apparition des prothèses à paroi dite texturée, mais les prothèses au gel de silicone provoquent significativement plus de coques que les prothèses au sérum. Les grades 1 et 2 se caractérisent par des déformations minimes de l'aspect extérieur de la prothèse, mais les grades 3 et surtout 4 correspondent à des déformations majeures éventuellement accompagnées de douleurs et indiquent en règle une réintervention pour capsulotomie et changement de prothèse. Leur fréquence est variable selon les équipes.

La rupture prothétique : parfois inapparente (infraclinique) avec les prothèses au gel de silicone, elle est alors diagnostiquée grâce à l'imagerie de surveillance, en particulier la mammographie numérique mais aussi l'échographie. Les ruptures des prothèses au sérum physiologique sont beaucoup plus parlantes cliniquement, se traduisant par une perte de volume progressive ou brutale (*flat*). Les ruptures prothétiques sont en règle sans conséquence pathologique mais indiquent une réintervention pour remplacement de l'implant.

Complications liées aux lambeaux

Elles sont essentiellement en rapport avec un défaut de vascularisation du lambeau, avec au maximum nécrose de celui-ci, partielle ou exceptionnellement totale. Cette complication est rare avec le grand dorsal, plus fréquente avec le grand droit. Il existe des facteurs de risque de survenue comme un diabète mal équilibré ou surtout le tabagisme qui est une contre-indication absolue à la réalisation d'un TRAM. La nécrose cutanée du lambeau est une complication précoce survenant dans les quelques heures. Elle nécessite le plus souvent une réintervention rapide.

La cytostéatonécrose peut s'observer dans les lambeaux volumineux (TRAM ou grand dorsal autologue). De survenue retardée, elle se manifeste par des douleurs et l'apparition de zones nodulaires mal limitées au sein du lambeau pouvant poser le problème diagnostique d'une rechute locale.

Les séromes, qui sont des écoulements lymphatiques parfois de grande abondance ne sont pas à proprement parler des complications tant leur fréquence est grande en particulier après réalisation d'un grand dorsal autologue (importance de l'information préopératoire). Ils se traitent par ponctions répétées et, pour certains, injection de corticoïdes *in situ*.

6 TRAITEMENTS NON SPÉCIFIQUES

MESURES D'ACCOMPAGNEMENT ET LE RESPECT DE LA QUALITÉ DE VIE

Comment améliorer la qualité de vie des patientes?

Tandis que l'efficacité des traitements antitumoraux s'améliore, que l'optimisation de la stratégie thérapeutique et la définition de facteurs pronostiques permettent une prise en charge de plus en plus efficace, les exigences en matière d'accompagnement se renforcent.

La iatrogénicité est de moins en moins acceptable et tout doit être mis en œuvre pour permettre à la femme un traitement le moins mutilant possible, des séquelles fonctionnelles et psychologiques aussi réduites que possible.

La prise en charge psychologique de la patiente et éventuellement de sa famille devrait faire partie intégrante de la stratégie thérapeutique. La réalité est encore malheureusement souvent différente mais la plupart des établissements et des praticiens sont sensibilisés à l'importance de cette approche et mettent peu à peu en place des consultations de *psycho-oncologie*.

Il est au moins nécessaire que les praticiens et les soignants soient formés aux techniques d'entretien chez les patientes en situation difficile et acceptent de dialoguer. Il est souvent utile de répéter les consultations initialement car les informations ne peuvent être assimilées que progressivement. La cohésion de l'équipe soignante est indispensable pour que les messages délivrés aux patientes et à leur famille soient cohérents. On reconnaît d'ailleurs à ce jour l'importance de la mise ne place des *consultations infirmières*.

Dans la mesure du possible et dans les limites de ce que la patiente peut recevoir comme information, il est important de faire adhérer celle-ci à son programme thérapeutique et qu'elle soit le plus rapidement possible informée des différentes étapes de sa prise en charge. La situation familiale, sociale, professionnelle et matérielle doit être autant que possible prise en compte dans les décisions. Dans les situations palliatives cette évaluation est primordiale pour essayer de devancer les situations de crise et gérer au mieux la fin de vie.

Cette évaluation est également importante en situation curative pour limiter les séquelles fonctionnelles, esthétiques et surtout psychologiques de ce type de maladie et des contraintes difficiles du traitement (en particulier prise en charge de la patiente à la fin de son traitement pour la soutenir dans la réinsertion sociale, professionnelle et familiale).

L'amélioration de la qualité de vie passe d'abord par la reconnaissance de la patiente en tant qu'Être et non Patiente.

Les symptômes doivent être reconnus : douleur, fatigue, anxiété, dépression, doute, colère, révolte, etc.

En situation métastatique, on doit faire reconnaître qu'il s'agit d'une maladie chronique avec laquelle on «peut» vivre et prendre les mesures matérielles pour que cela soit possible.

La prise en charge de la douleur doit être prioritaire et cela doit être clairement explicité aux patientes en sachant combien la crainte de souffrir fait partie des angoisses des malades. De nombreuses possibilités médicales et paramédicales sont à notre disposition pour prendre en charge cette douleur, mais cela passe par la mobilisation de tous les soignants et par la désacralisation de l'utilisation des stupéfiants qui n'est à ce jour pas complètement réalisée. L'utilisation d'outils d'évaluation de la douleur ou de la qualité de vie nous permet de mieux objectiver l'importance de ces problèmes et l'efficacité de leur prise en charge.

La qualité relationnelle établie avec les différents partenaires de l'équipe soignante (médecins spécialistes, médecin de famille, infirmières hospitalières et libérales, aides soignantes, assistante sociale et psychologue) permet de gérer le mieux possible (ou le moins mal possible) le moment où il faut décider de ne «plus rien faire» et que ce plus rien faire permette de continuer à s'occuper du patient. La décision de l'arrêt du traitement spécifique est une décision difficile pour le cancérologue, encore plus difficile à faire admettre à la patiente ou à la famille et c'est la qualité de la relation tissée au fil du temps qui permet d'anticiper les situations de crises où la patiente risque de se sentir abandonnée ou en danger.

Outre l'aspect relationnel et psychologique, il faut savoir utiliser toutes les techniques palliatives permettant au patient encore un peu de confort :

Sans exhaustivité, il s'agit bien sûr, on en a parlé, de la prise en charge de la douleur, de l'utilisation des antidépresseurs et des anxiolytiques, de la manipulation des biphosphonates pour limiter les complications des métastases osseuses, de la radiothérapie à visée antalgique des métastases osseuses, de la mise en place d'une prothèse endobiliaire pour enrayer un ictère, de la chirurgie des métastases osseuses, de la relaxation, de la kinésithérapie…

Le développement des structures mobiles de soins palliatifs et des réseaux de soins palliatifs à domicile permettent de gérer au mieux les phases terminales dans la continuité de la prise en charge ce qui est probablement souhaitable pour les patientes, leur famille et les équipes soignantes. Les unités traditionnelles de soins palliatifs doivent bien sûr continuer à se développer en particulier pour les patientes isolées ou en situation particulièrement précaire.

Comment gérer la fatigue des patientes?

La fatigue est un tableau subjectif d'épuisement avec une diminution des capacités physiques et de travail non récupérable par le repos.

La fatigue est le premier symptôme décrit par les patients porteurs de cancer, avant la douleur ou la dépression et ce quel que soit le type de cancer.

Cette fatigue est persistante dans plus d'un quart des cas plusieurs années après le traitement, et elle influence de façon considérable la qualité de vie du patient.

L'existence et l'importance de la fatigue en cancérologie sont influencées par l'existence de douleurs, d'une dépression, d'effets secondaires de la chimiothérapie et de la perception du schéma corporel souvent perturbé par le traitement (chirurgie, chimiothérapie, radiothérapie), d'où l'importance d'une prise en charge très précoce de ces symptômes.

Des critères permettent d'évaluer la fatigue et sa variation dans le temps

Il peut s'agir d'une simple échelle analogique visuelle graduée entre l'absence de fatigue et l'épuisement complet, méthode simple et de lecture immédiate ou d'études beaucoup plus lourdes comme la « cancer fatigue scale » évaluant 15 items en 3 sous-groupes, physiques, affectifs et cognitifs.

Ces tests retrouvent des pertes de mémoire, des difficultés de concentration avec une distraction importante et une gêne à la réalisation de tâches multiples. Ces déficits sont retrouvés de façon plus importante en cas d'utilisation de chimiothérapie.

Cette fatigue perturbe les relations avec l'entourage, les soignants et amène le patient à douter de ses facultés, aboutissant à une dissociation corps-esprit entre un esprit présent et un corps traître, d'où des phénomènes de régression et d'angoisse.

Les traitements de la fatigue sont actuellement limités. Ils comportent l'utilisation d'érythropoïétine pour contrôler l'anémie, des traitements de la dépression, des thérapies cognitives, des soins d'hygiène du sommeil et de soutien alimentaire.

Plusieurs essais utilisant des programmes d'activités physiques quotidiennes en cours de chimiothérapie pour des cancers du sein ou en cours de greffes de moelle pour des maladies hématologiques rapportent une diminution du nombre de jours de fatigue, de l'intensité de la fatigue décrite, une amélioration des tests psychologiques, et une amélioration du contrôle de la courbe de poids.

La fatigue semble pouvoir être améliorée par une pratique physique régulière qui intervient au moins en partie par une redécouverte du schéma corporel de la patiente, lui redonnant confiance dans ses capacités. Ces perturbations étant précoces, l'exercice physique doit intervenir tôt.

Ces exercices physiques peuvent se présenter comme des programmes sous le contrôle d'un enseignant mais peuvent être également pratiqués à domicile de façon quotidienne.

La prise de poids est-elle inéluctable?

En plus du sentiment de fatigue existe souvent au décours du diagnostic et en cours de traitement d'un cancer du sein une prise de poids qui ajoute à la dégradation du schéma corporel.

Cette prise de poids est précoce survenant dans la première année de soins, elle est rencontrée chez plus de 80 % des patientes avec un gain moyen de 2,5 kg. L'accroissement du poids et de la masse graisseuse se voit en particulier en cas de chimiothérapie adjuvante et pourrait correspondre à une augmentation des apports caloriques et à une réduction des efforts physiques.

L'accroissement de poids et l'augmentation de la masse graisseuse sont associés, dans plusieurs études, à une augmentation du risque de rechute du cancer du sein et à une réduction de la survie.

Cette prise de poids peut être limitée par des exercices physiques précoces et réguliers associés à des conseils diététiques précis.

Les femmes traitées pour un cancer du sein ne doivent donc pas limiter leurs activités physiques au décours du diagnostic et lors des soins en particulier de chimiothérapie.

Cette activité n'accroît pas le risque de lymphœdème du membre supérieur, et permet en outre d'améliorer l'acceptation des effets secondaires et de réduire les risques d'ostéoporose.

Ce maintien de l'activité physique, associé à des conseils d'hygiène alimentaire et à une lutte contre le tabagisme, est un élément précoce indispensable du traitement du cancer du sein.

7 | CAS CLINIQUES

CAS CLINIQUE N° 1

Une femme de 60 ans, ménopausée depuis 9 ans, sans antécédent pathologique, présente un nodule suspect à la mammographie de dépistage. Sa taille est mesurée à 25 mm et cliniquement, il n'existe pas d'adénopathie palpable. Des microbiopsies permettent d'obtenir le diagnostic d'adénocarcinome canalaire infiltrant de grade SBR I, avec présence de récepteurs hormonaux.

Le bilan d'extension est négatif et une tumorectomie est réalisée associée à un curage axillaire. L'examen anatomopathologique de l'ensemble de la pièce confirme le diagnostic initialement porté, mais la tumeur mesure 35 mm de diamètre et 6 ganglions sur les 11 prélevés sont positifs. Les marges de résection sont saines.

Après avis cardiologique et mise en place d'un site implantable, 6 cycles de chimiothérapie sont administrés espacés de 3 semaines. Cette chimiothérapie comporte une association de 5 fluoro-uracile, d'épirubicine (à la dose de 100 mg/m^2 compte tenu de l'importance de l'envahissement ganglionnaire) et de cyclophosphamide (FEC 100). À la fin de la chimiothérapie une radiothérapie sur le sein opéré et les aires ganglionnaires mammaire interne et sus-claviculaire est réalisée et une hormonothérapie par tamoxifène débutée pour une durée prévue de 5 ans.

La surveillance de cette patiente sera clinique tous les 3 mois initialement, puis tous les 6 mois et enfin tous les ans à la fin du traitement hormonal. La première mammographie sera réalisée 6 mois après la fin du traitement, puis une fois par an. D'autres examens complémentaires pourront être réalisés en fonction des signes cliniques.

Commentaires

Le bilan initial clinique et radiologique a sous estimé la gravité de la maladie de cette femme puisque la taille de la tumeur a été sous-évaluée et que l'envahissement ganglionnaire n'a pas été diagnostiqué. Malgré la taille de la tumeur, le traitement est resté conservateur car l'exérèse passait en zones saines. Cette femme présente malgré tout un risque significatif de rechute locale dont il convient de tenir compte dans la surveillance ultérieure.

Dans cette population le traitement hormonal permet une réduction relative du risque de décès de 22 %. L'addition d'une chimiothérapie à ce traitement hormonal permet une réduction relative du risque de décès de 12 % et l'utilisation d'une chimiothérapie comportant des anthracyclines diminue encore ce risque de 9 %.

CAS CLINIQUE N° 2

Une femme de 42 ans non ménopausée, mariée, 2 enfants, consulte pour une volumineuse tumeur du sein qu'elle a palpée elle-même entre 2 examens gynécologiques.

La mammographie confirme l'existence d'une image suspecte de 40 mm de diamètre à l'union des quadrants internes du sein droit avec une adénopathie axillaire palpable à l'examen clinique. La biopsie confirme qu'il s'agit d'un adénocarcinome canalaire infiltrant de grade III avec une phase S élevée et l'absence de récepteurs hormonaux. La cytoponction de l'adénopathie axillaire est positive.

Le bilan d'extension est négatif et après avis cardiologique et pose d'un site implantable, une chimiothérapie par FEC 100 est débutée. Deux cycles sont effectués et l'examen clinique pratiqué juste avant le 3e cycle ne permet pas de retrouver de réponse clinique objective. On décide alors de modifier le traitement néoadjuvant et d'administrer une association de docetaxel-épirubicine. Après 2 cycles il existe déjà une régression du volume de la tumeur et la chimiothérapie est correctement tolérée. Au terme de 2 cycles supplémentaires, l'examen clinique ne retrouve qu'un petit reliquat dur d'environ 1 cm de diamètre ce qui est confirmé par la mammographie.

La patiente est alors opérée par large tumorectomie et curage axillaire.

L'examen anatomopathologique de la pièce opératoire ne retrouve aucun reliquat tumoral ni au niveau du sein, ni au niveau des ganglions. Le traitement locorégional est complété par radiothérapie sur le sein et la chaîne mammaire interne.

La surveillance comporte un examen clinique tous les 3 mois la première année, puis tous les 6 mois, une mammographie réalisée 6 mois après la fin du traitement puis tous les ans.

Commentaires

Chez cette femme jeune présentant d'une part une tumeur volumineuse justifiant en première intention une mastectomie, d'autre part une tumeur de mauvais pronostic en raison de la taille, de l'extension ganglionnaire, du grade élevé et de l'absence de récepteurs hormonaux, la chimiothérapie a eu 2 ambitions : d'une part réaliser un traitement conservateur qui était théoriquement contre-indiqué, d'autre part tester *in vivo* l'efficacité d'une chimiothérapie pour en administrer une réellement efficace. La mise en rémission histologique complète est un élément pronostique essentiel.

CAS CLINIQUE N° 3

Une femme de 34 ans, régulièrement surveillée en raison d'antécédents familiaux de cancer du sein et de l'ovaire avec notion de mutation de BRCA 1, présente 9 mois après la naissance de son deuxième enfant une tumeur du sein de 15 mm de diamètre, dont les caractéristiques radiologiques ne sont pas claires chez cette femme jeune ayant des seins très denses. Une IRM est réalisée qui confirme le caractère suspect de l'image et des microbiopsies sont pratiquées. Le diagnostic d'adénocarcinome est confirmé avec un grade II, la présence de récepteurs hormonaux et l'existence d'un contingent intracanalaire. Après entretien avec la patiente et bilan d'extension, une mastectomie avec curage axillaire est réalisée. Il s'agit bien d'une tumeur infiltrante de 15 mm de diamètre avec un foyer de carcinome *in situ* au contact. Les 12 ganglions examinés sont indemnes.

Une chimiothérapie par 6 cycles de FEC (dose d'épirubicine de 75 mg/m^2) est réalisée, entraînant une aménorrhée.

Une hormonothérapie par tamoxifène est mise en route et à la demande de la patiente une ovariectomie bilatérale réalisée.

Un an après, une reconstruction est pratiquée.

Commentaires

La mastectomie était raisonnable chez cette femme ayant un risque élevé de récidive locale en raison de son jeune âge, de la notion d'une prédisposition génétique et de l'existence d'une composante intracanalaire.

La chimiothérapie était justifiée en raison de l'âge, du grade 2 et de la taille supérieure à 10 mm.

L'hormonothérapie était logique à la fois dans le cadre du traitement de ce cancer et de la chimioprévention d'un deuxième cancer sur le sein controlatéral compte tenu du risque génétique.

L'ovariectomie, qui n'était pas vraiment indiquée au plan carcinologique (pas de bénéfice à une castration si la femme a reçu une chimiothérapie) peut se justifier dans le cadre de la prévention du cancer de l'ovaire et du cancer du sein controlatéral, chez une femme présentant une mutation de BRCA 1 et ne désirant plus d'enfant.

La radiothérapie n'était pas indiquée en raison de la chirurgie radicale et de l'absence d'envahissement ganglionnaire. La reconstruction en a été d'autant plus simple et plus réussie.

CAS CLINIQUE N° 4

Une femme de 60 ans a été traitée 5 ans avant par tumorectomie, curage axillaire, et radiothérapie pour un adénocarcinome du sein droit classé T2, N0 mais 4 ganglions envahis en anatomopathologie, grade II, récepteurs hormonaux positifs. Le traitement médical a comporté 6 cycles de chimiothérapie de type FEC 100, suivis de tamoxifène qu'elle a arrêté au bout de 4 ans en raison d'une phlébite.

La consultation de surveillance à 5 ans retrouve une adénopathie sus-claviculaire droite fixée dont la cytoponction est positive. Les récepteurs sont positifs et il n'y a pas de surexpression de HER2. Le bilan d'extension réalisé à titre systématique dans ce contexte de récidive retrouve une hyperfixation suspecte à la scintigraphie sur le bassin avec en radio une petite zone lytique de l'aile iliaque droite alors qu'il n'existe aucune symptomatologie douloureuse. Le reste du bilan, y compris le dosage du CA 15-3, est normal.

Un traitement par antiaromatase de dernière génération est mis en route.

Après 6 mois de traitement, l'adénopathie a disparu et la scintigraphie est améliorée. La patiente est parfaitement asymptomatique et mène une vie normale. Ce traitement est donc poursuivi mais 2 ans après, l'apparition de douleurs du rachis lombaire fait pratiquer un bilan qui retrouve l'apparition de nouveaux foyers en scintigraphie en particulier au niveau rachidien et l'existence de 2 images hépatiques d'allure secondaire. Le CA 15-3 est alors à 3 fois la normale.

L'IRM lombaire montre une lyse corporéo-isthmique de L1 avec un recul du mur postérieur et une intervention neurochirugicale est alors réalisée pour éviter une complication mécanique compressive.

Il est alors décidé de proposer une chimiothérapie à cette patiente qui est en parfait état général, avec un bilan biologique notamment hépatique proche de la normale.

Un traitement par docetaxel et capécitabine est mis en place compte tenu des doses d'anthracyclines reçues au cours du traitement adjuvant et un traitement par biphosphonates est débuté. Disparition rapide des douleurs lombaires et des images hépatiques. Normalisation du CA 15-3. Après 6 cycles de chimiothérapie un relais par capécitabine en monothérapie est décidé ce qui permet un traitement par voie buccale.

3 ans après le diagnostic de ses métastases la patiente est en vie et mène une existence autonome.

Commentaires

Les métastases osseuses de cancer du sein hormonodépendant sont de meilleur pronostic et, dans un premier temps, surtout si elles surviennent à distance du traitement initial et qu'elles ne sont pas symptomatiques peuvent être traitées par hormonothérapie. L'échappement survient dans un délai variable et doit être pris en charge par chimiothérapie si la patiente est en bon état général. La chirurgie palliative des métastases doit être discutée chaque fois que le geste chirurgical peut permettre une amélioration (ou le maintien) de la qualité de vie de la patiente.

La prise en charge thérapeutique des cancers du sein au stade métastatique permet une amélioration de la qualité de vie et un allongement de la survie et on ne doit pas attendre l'apparition de signes fonctionnels pour mettre en place le traitement palliatif, sauf cas particulier bien sûr de femmes âgées ou présentant des comorbidités rendant aléatoire la tolérance thérapeutique.

BIBLIOGRAPHIE

Aebi S, Gelber S, Castiglione Gertsch M. Is chemotherapy alone adequate for young women with estrogen receptor hormonal positive breast cancer? *Lancet* 2000, *355* : 1869-1874.

Anonymous. *Cancers du sein infiltrants non métastatiques. Standards, options et recommandations*. Éditions John Libbey Eurotext, 2001.

ATAC (Arimidex, Tamoxifène Alone or in Combination) Trialist Group. *Lancet* 2002 ; *359* : 2131-2139.

Banks BV, Ereeves G. Evidence from randomised trials in the long-term effects on hormone replacement therapy. *Lancet* 2002 ; *360* : 942-944.

Bijker N, Peterse JL, Duchateau. Risk factor for recurrence and metastasis after conservating therapy for ductal carcinoma in situ : Analysis of European Organisation for Research and Treatment of Cancer trial. *J Clin Oncol* 2001 ; *19* : 2263-2271.

Bloom HJ, Richardson WW, Harrier EJ. Natural history of untreated breast cancer (1805-1933). *Br Med J* 1962 ; *2* : 213-221.

Bonadonna G. Adjuvant and neoadjuvant treatment of breast cancer with chemotherapy and/or endocrine therapy. *Semin Oncol* 1991 ; *18-16* : 515-524.

Bricout N. *Chirurgie du sein*. Springer ed., 1992.

Chlebowski R, Hendrix SL, Langer RD *et al.* Influence of estrogen plus progestin on breast cancer and mammography in healthy postmenopausal women : The WHI trial. *JAMA* 2003 ; 289 : 3243-3253.

Contesso G, Bertin F, Matthieu MC, Terrier P. Anatomie pathologique des cancers mammaires. *Encycl Med Chir,* Éditions techniques, Paris, Gynécologie, *865 B10,* 1991.

Cutuli B, Cohen-Solal-Le Nir C, de Lafontan B *et al.* Breast conserving therapy for ductal carcinoma in situ of the breast : the french cancer centers' experience. *Int J Radiat Oncol Biol Phys* 2002 ; *53* : 868-879.

DiBiase S, Komarnicky L, Heron D *et al.* Influence of radiation dose on positive surgical margins in women undergoing breast conservative therapy. *Int J Radiat Oncol Biol Phys* 2002 ; *53* : 680-686.

Diel IJ, Solomayer EF, Costa SD *et al.* Reduction in new metastases in breast cancer with adjuvant clodronate treatment. *N Engl J Med* 1998,; *339* : 357-369.

Dimeo FC. Effects of exercise on cancer-related fatigue. *Cancer* 2001 ; 92 (6 Suppl) : 1689-1693.

EBCTCG (Early Breast Cancer Trialists'Collaborative Group) *Lancet* 1998 ; *451* : 1451-1467 (Méta-analyse de Peto).

EBCTCG, Peto R. Fifth main meeting of the Early Breast Cancer Trialist' Collaborative Group. Oxford, UK, September 2000 (unpublished data).

Espie M, Gorins A, *et al. Le sein*. Paris : ESKA éditions, 2000.

Fisher B, Bryant J, Wolmark N, Mamounas *et al.* Effect of preoperative chemotherapy on the outcome of women with operable disease. *J Clin Onc,* 1998; *16* : 2672-2685.

Fisher B, Wickerham DL, Mamounas E *et al.* Tamoxifen for prevention of breast cancer : report of the National Surgical Adjuvant Breast and Bowel Project (NSABP) B24 randomized controlled trial. *Lancet* 1999, *359* : 1993-2000.

Fisher B, Anderson S, Tan chiu E *et al.* Tamoxifen and chemotherapy for node negative, estrogen receptor negative breast cancer : findings from National Surgical Adjuvant Breast and Bowel Project (NSABP) B23. *J Clin Oncol* 2001; *19* : 931-942.

Fisher B, Digman J, Wolmark N *et al.* Tamoxifen and chemotherapy for lymph node negative, estrogen receptor positive breast cancer. *J Natl Cancer Institute* 1987; *89* : 1673-1682.

Fumoleau P, Bremond A, Kerbrat P. Better outcome of premenopausal node positive breast cancer patients treated with 6 cycles vs 3 cycles of adjuvant chemotherapy; eight year follow-up results of FASG 01. *Proc Am SocClin Oncol* 1999; 18-67 (A. 252).

Gorins A. Qu'est-ce que le comédocarcinome. *Gyn-Obs* 1994, *320,* 20-21.

Goumot P.-A. *Le sein, son image.* 1 vol. Paris : Vigot, 1993.

Harris JR, Hellman S, Henderson IC, Kinne DW. *Breast diseases.* Philadelphia : Lippincott, 2nd edition, 1993.

Hillner BE, Ingle JN, Berenson JR *et al.* American Society of Clinical Oncology guideline on the role of bisphosphonates in breast cancer. *J Clin Oncol* 2000; *18* : 1378-1391.

Jaiyesima IA, Buzdar AU, Hortobagyi G. Inflammatory breast cancer : a review. *J Clin Oncol* 1992; *10,* 1014-1024.

Joensuu H, Toikkanen S. Cured of breast cancer? *J Clin Oncol* 1995, *13,* 62-69.

Le Treut A *et al. Les Mastopathies Bénignes.* XVIIe journées de la SFSPM. Paris : Arnette Blackwell, 1995.

Li C, Malone KE, Porter P *et al.* Relationship between long duration and different regimens of hormone therapy and risk of breast cancer. *JAMA* 2003; *289* : 3254-3263.

Macmillan RD, Purushotam AD, George WD. Local recurrence after breast-conserving surgery for breast cancer. *Br J Surg* 1996; *83* : 149-155.

Marchbanks P, McDonald J, Wilson H *et al.* Oral contraceptives and the risk of breast cancer. *N Engl J Med* 2002; *346* : 2025-2032.

Mc Keage K, Perry C. Trastuzumab : a review of its use in the treatment of metastatic breast overexpressing HER2. *Drugs* 2002; *62* : 209-243.

Mettler FA, Upton AC, Kelsey CA *et al.* Benefits vs risks from mammography : a critical reassessment. *Cancer* 1996; *77* : 903-909.

Morrow M, Storm E, Bassell L *et al.* Standard for breast conservation therapy in the management of invasive breast carcinoma. *CA Cancer J Clin* 2002; *52* : 277-300.

Nabholtz JM *et al. Breast cancer management.* Lippincott Williams and Wilkins edition, 2003.

Noguchi M. Does regional treatment improve the survival in patients with operable breast cancer? *Breast cancer research treatment* 2002; *76* : 269-282.

Panettiere P, Marchetti L, Accorsi D, Del Gaudio GA. Aesthetic breast reconstruction. *Aesthetic Plast Surg,* 2002; *26* : 429-435.

Petit JY. *Cancer du sein. Chirurgie diagnostique, curative et reconstructrice.* MEDSI/McGraw-Hill Ed., 1991.

Pierce L. Radiotherapy for breast cancer in BRCA 1 / 2 carriers. *Sem Rad Oncol* 2002; *12* : 352-361.

Powles TJ, Eeles R, Ashley SE *et al.* Interim analysis of the incidence of breast cancer in the Royal Mardsen Hospital Tamoxifen randomised chemo-prevention trial. *Lancet* 1998; *352* : 98-101.

Rayter Z, Mansi J. *Medical therapy of breast cancer.* Cambridge University Press, 2003.

Rieger PT. Assessement and epidemiologic isues related to fatigue. *Cancer,* 2001; *92* (6 Suppl) : 1733-1736.

Rosman S, LeGalès C. Evaluer la fatigue chez le patient cancéreux. *Bulletin du cancer,* 2003; *90* : 119-127.

Rouanet P, Pujol H. Chirurgie conservatrice des cancers du sein. Évolution des idées et des méthodes. *Presse Méd* 12 juin 1993; *21* : 1005-1009.

Sastre-Garau X, Jouve M, Asselain B, Vincent-Salomon A, Beuzeboc P, Dorval T, Durand JC, Fourquet A, Pouillart P. Infiltrating lobular carcinoma of the breast. *Cancer* 1996; *77* : 113-120.

Schnipper HH. Life after breast cancer. *J Clin Oncol* 2001; *15* : 3581-3584.

Schwartz AL, Mori M, Gao R *et al.* Exercise reduces daily fatigue in women with breast cancer receiving chemotherapy. *Med Sci Sports Exerc* 2001; *33* (5) : 718-723.

Schwartz GF, Solin LJ, Olivotto, IA. Consensus conference on the treatment of in situ carcinoma of the breast. *Cancer* 2000; *88* : 946-954.

Segal R, Evans W, Johnson D *et al.* Structured exercise improves physical functioning in women with stages I and II breast cancer results of a randomised controlled trial. *J Clin Oncol* 2001; 19 : 3385-3391.

Silverstein MJ. Ductal carcinoma of the breast. *Annu Rev Med* 2000; *51* : 17-32.

Slamon D, Leyland-Jones B, Shak S *et al.* Use of chemotherapy plus antibody against HER2 for metstatic breast cancer that over express. *N Engl J Med* 2001; *344* : 783-792.

Solomon C, Dluhy RG. Rethinking postmenopausal hormone therapy. *N Engl J Med* 2003; *348* : 579-580.

Spear SL, Pelletiere CV, Wolfe AJ, Tsangaris TN, Pennanen MF. Experience with reduction mammaplasty combined with breast conservation therapy in the treatment of breast cancer. *Plast Reconstr Surg* 2002; *111 (3)* : 1102-1109.

Spielmann M, Hery M, Namer M. *8e* Cours supérieur francophone de cancérologie, 16-18 janvier 2003, Saint Paul de Vence.

Tristand H, Serin D, Hazebroucq V, Benmussa M, Bokobsa J, Elbaz P. *Imagerie des prothèses et plasties mammaires.* Paris : Flammarion Sciences éditeur, 1994.

Ursin G, Tseng CC, Paganini-Hill A *et al.* Does menopausal hormone replacement therapy interact with known factors to increase risk of breast cancer? *J Clin Oncol* 2002 ; *20* : 699-706.

Vallis K, Pintilie M, Chang N *et al.* Assessment of coronary heart disease morbidity and mortality after radiation therapy for early breast cancer. *J Clin Oncol* 2002 ; *20* : 1036-1042.

Vanel D, Tardivon A. Imagerie par résonance magnétique du sein. *J Radiol* 1995 ; *76-12* : 1067.

Vasconez L, Lejour M, Gamboa-Bobadilla M. *Atlas of breast reconstruction.* Lippincott, 1991.

Vassilopoulou-Sellin R, Cohen D, Hortobagyi G *et al.* Estrogen replacement therapy for menopausal women with a history of breast cancer. *Cancer* 2002 ; *95* : 1817-1826.

Veronesi U, Luini A, Del Vecchio M *et al.* Radiotherapy after breast-preserving surgery in women with localised cancer of the breast. *N Engl J Med* 1993 ; *328* : 1587-1591.

Vinci F, Harris J. New/Alternative treatment approaches in the local management of patients with early stage breast cancer. *Educational Book ASCO Meeting* 2002 : 296-301.

Weaver DL. Sentinel lymph nodes and breast carcinoma : which micrometastases are clinically significant? *Am J Surg Pathol* 2003 ; *27* : 842-845.

INDEX

O

P

Q

R

S

T

V

401279 - (I) - (2) - CSB 90° - SNEL

MASSON Éditeur
21, rue Camille-Desmoulins
92789 Issy-les-Moulineaux Cedex 09
Dépôt légal : novembre 2003

Achevé d'imprimer sur les presses de la
SNEL S.A.
rue Saint-Vincent 12 – B-4020 Liège
tél. 32(0)4 344 65 60 - fax 32(0)4 341 48 41
octobre 2003 - 29499

Imprimé en Belgique